DIETA

PARA LA

GASTRITIS

90 Deliciosas Recetas Libres de Gluten y
Lácteos para el Tratamiento, Prevención
y Cura de la Gastritis

LUIS CAPELLAN

ISBN-13: 978-1548709778

eBook ISBN: B073Q8LB23

Impreso en los Estados Unidos de América

Primera edición: Julio 2017 | Segunda edición: Julio 2020

TABLA DE CONTENIDO

INTRODUCCIÓN

Una de las peores cosas que puedes experimentar cuando sufres de gastritis es esa quemazón que sube desde tu estómago hacia tu esófago, la cual te hace sentir muy incómodo y sin deseo de hacer otra cosa más que tomar algo para sentir un alivio inmediato.

Pensar en que tu vida siempre será así no es para nada agradable. Y sé por experiencia que es realmente deprimente tener que sufrir todos los días con síntomas molestos. Pero no te preocupes, siento tu dolor y te puedo decir que no estás solo.

La gastritis es un trastorno digestivo común que afecta a millones de personas en el mundo y cada año se reportan cientos de miles de casos nuevos a nivel mundial. Sin embargo, muchas de las personas que sufren de gastritis no están bien informadas con respecto a que deben comer, cuales alimentos pueden empeorar sus síntomas y cuáles son los cambios que deben realizar en su estilo de vida.

Y como sabes, aprender sobre cómo comer para un problema de salud en particular puede llevar mucho tiempo si lo investigas por tu cuenta. Y también puedes tener problemas para diferenciar entre la información correcta e incorrecta. A veces, incluso tener la información correcta no es suficiente porque puedes enfrentar otros problemas, como los antojos que dificultan cumplir con una dieta estricta.

Por esa razón, este libro ha sido creado, para que no tengas que pasar meses investigando sobre esta enfermedad y puedas seguir la dieta de la gastritis todo el tiempo que sea necesario para permitir que tu estómago se recupere.

En *Dieta Para la Gastritis - Libro de Cocina* descubrirás más de 90 recetas libres de gluten y de lácteos y todo lo que necesitas saber sobre la gastritis, incluyendo consejos y recomendaciones dietéticas y de estilo de vida para ayudarte a sanar tu estómago. Las recetas que encontrarás en este libro aparte de ser amigables con la gastritis, son deliciosas y hacen de excelentes sustitutos para algunos de esos antojos que puedas tener. Esto significa que será menos probable que cedas a futuros antojos.

Esto es más que un simple libro de recetas; es tu guía completa para vivir una vida más saludable y feliz al reducir y aliviar tus síntomas y problemas estomacales de manera segura.

Este libro está dividido en tres partes:

En la primera parte aprenderás qué es realmente la gastritis, cuáles son todos los tipos de gastritis que existen, cómo y por qué ocurren, y cuáles son los síntomas que provoca la misma. Aparte de eso, también aprenderás cómo funciona el estómago y parte del sistema digestivo, y cuáles son los factores que pueden estar evitando que tu estómago se recupere.

En la segunda parte hablaremos acerca de la dieta de la gastritis. Allí encontrarás una lista de alimentos que debes evitar e incluir en tu dieta, y una lista de consejos y recomendaciones acerca de los cambios que debes realizar en tu estilo de vida para que tu estómago se recupere más rápido. Esta parte también incluye una lista de remedios naturales y suplementos que te ayudarán a acelerar el proceso de curación de tu mucosa gástrica.

En la tercera parte, encontrarás las recetas para la gastritis, que van desde recetas para el desayuno hasta recetas para el almuerzo, cena, meriendas y postres. Todas las recetas han sido creadas específicamente teniendo en cuenta los ingredientes irritantes que pueden irritar la mucosa del estómago. Las mismas pueden ser utilizadas como tal o personalizadas a tu gusto.

Al final del libro también encontrarás un plan de acción y un plan de comidas de una semana con su respectiva lista de compra y consejos para la preparación de las comidas. Puedes personalizar el plan de comidas a tu manera o usarlo como inspiración para crear tu propio plan de comidas.

Mi intención al escribir este libro es brindar información básica y fácil de entender a cualquier persona que haya sido diagnosticada con gastritis recientemente, o que haya estado sufriendo durante años. Por lo tanto, espero a sinceridad que encuentres algo útil en este libro y que este sea tu primer paso hacia una vida más feliz, ¡libre de dolor y sin gastritis!

PARTE 1

EMPEZANDO

1

¿QUÉ ES LA GASTRITIS?

La gastritis es una afección común del sistema digestivo que se produce por la inflamación de la mucosa gástrica, la cual es la capa que reviste las paredes internas del estómago.

Dicho órgano contiene diversas células que realizan funciones específicas, tales como segregar ácido y enzimas digestivas, que sirven para llevar a cabo la descomposición de los alimentos. El estómago también produce bicarbonato y moco protector para ayudar a proteger la mucosa gástrica de sustancias irritantes como las mencionadas anteriormente.

El diagnóstico de la gastritis es histológico, es decir, es necesario que se introduzca un endoscopio a través de la boca para así poder ver el estado en el que se encuentra el estómago. El endoscopio también sirve para obtener muestras de la mucosa gástrica mediante biopsia para posteriormente ser analizadas. Por lo tanto, el diagnóstico de la gastritis no es únicamente clínico (no se basa solo en los síntomas), sino que es necesario la realización de pruebas invasivas (endoscopia y biopsia) para confirmar su existencia.

Tipos de Gastritis

Existen diferentes tipos de gastritis pero en términos generales la gastritis puede clasificarse como aguda o crónica. Esto a su vez puede ser determinado por la condición y el tiempo de duración de la misma. Aunque en realidad, lo más común que existe entre cada una de los tipos de gastritis que existen, es la irritación y el daño consecuente de la mucosa gástrica.

Gastritis Aguda

Es una de las formas más comunes de gastritis y se caracteriza por la inflamación superficial o profunda de la mucosa gástrica. Cuando hablamos de gastritis aguda nos referimos a un tipo de inflamación que se desarrolla de forma súbita y que perdura por un periodo corto de tiempo.

Los síntomas de la gastritis aguda pueden ser muy severos y causar mucho dolor, pero estos pueden ser de corta duración e incluso, en algunos casos, quien padece este tipo de gastritis puede llegar a no presentar ningún síntoma (asintomático).

Gastritis Crónica

Es el segundo tipo de gastritis más común y se caracteriza por la inflamación del estómago a largo plazo. El término de "crónica" se refiere a que se desarrolla gradualmente y perdura durante extensos períodos de tiempo (meses o años).

Algunas personas que padecen este tipo de gastritis no experimentan molestias o síntomas durante los primeros meses o años, hasta que de pronto aparecen los síntomas que van desde moderados a severos. Si este tipo de gastritis no es tratada puede dar lugar a otras complicaciones más serias como úlceras gástricas, sangrado estomacal e incluso cáncer.

Gastritis Atrófica

Es una forma de gastritis que entra en la categoría de crónica debido a que se desarrolla durante un periodo de tiempo prolongado y se caracteriza por causar la pérdida gradual de células glandulares gástricas, las cuales son reemplazadas por otras parecidas a las que se encuentran en el epitelio del intestino. Cuando esto sucede la mucosa gástrica se vuelve más delgada y sensible a los agentes externos, por ejemplo, a las bacterias o alimentos irritantes.

Otros Tipos de Gastritis

Existen también otros tipos de gastritis, tales como la gastritis erosiva que se caracteriza por la aparición de pequeñas lesiones en la mucosa gástrica. En algunos casos esas pequeñas erosiones se convierten en úlceras estomacales. Otro tipo de gastritis existe es la gastritis hemorrágica, que podríamos decir que es el siguiente paso de la gastritis erosiva, ya que las úlceras en el estómago pueden dar lugar a sangrados o hemorragias en el estómago.

También se puede mencionar la gastritis autoinmune, que se debe a que la mucosa gástrica es atacada por el propio sistema inmune, provocando así la inflamación de las paredes del estómago. Otras causas menos comunes son la gastritis flemonosa que es una forma bastante rara pero potencialmente peligrosa de gastritis aguda que se caracteriza por la inflamación supurativa y daño en la pared del estómago. Las personas con un sistema inmune debilitado son más propensas a sufrir este tipo de gastritis.

Además de estos tipos de gastritis se pueden encontrar otros términos relacionados con la misma, que se refieren a la ubicación del proceso inflamatorio en el estómago, tales como la gastritis antral, gastritis difusa, gastritis focal y la gastritis mixta.

Síntomas de la Gastritis

Los síntomas de la gastritis pueden variar de persona en persona y de la causa subyacente. Y si bien algunas pueden no presentar síntomas, la mayoría de personas que padecen gastritis sí experimentan síntomas tales como:

- Dolor de estómago o abdomen
- Pérdida de apetito
- Vómitos
- Diarrea e indigestión
- Nauseas
- Heces oscuras
- Fatiga
- Eructos y gases
- Dificultad para respirar
- Hinchazón o sensación de llenura
- Ardor o acidez estomacal
- Dolor en el pecho

Como se mencionó anteriormente, la gastritis afecta a todos de manera diferente, con síntomas que van desde leves a severos. A continuación, hablaremos un poco más sobre cada uno de los síntomas mencionados anteriormente.

- **Dolor de estómago o abdomen:** La inflamación e irritación de la mucosa gástrica suele provocar dolor en el estómago y en la parte superior del abdomen. Las molestias pueden aparecer a cualquier hora del día, pero lo común es que aparezcan justo después de comer.

- **Pérdida de apetito:** Debido a los malestares de la gastritis es muy común también que se pierda el apetito. El cuerpo reacciona de esta forma debido a que sabe que al ingerir alimentos se produce dolor, y para evitarlo reduce el apetito.

- **Vómitos:** El estómago puede querer expulsar los alimentos ingeridos debido a la inflamación e irritación, y por no poder realizar su función correctamente.

- **Diarrea e indigestión:** Debido a los alimentos mal digeridos es posible que también haya diarrea y se sienta pesadez estomacal debido a la mala digestión.

- **Nauseas:** Normalmente vienen acompañadas de vómito y es posible que se sienta mareo o malestar en general.

- **Heces oscuras:** En casos donde la gastritis es realmente grave y se han producido hemorragias internas, las heces podrían adquirir un color oscuro.

- **Fatiga o debilidad:** Sentirse cansado es un síntoma común cuando se sufre de gastritis. Y por lo general esa sensación de cansancio suele mejorar cuando la inflamación en el estómago disminuye.

- **Eructos y gases:** Suelen aparecer una hora después de comer. Y debido a la comida mal digerida se producen más gases y eructos de lo normal.

- **Dificultad para respirar:** La persona afectada puede presentar problemas en la respiración, la cual puede ser por momentos dificultosa o trabada, o puede llegar a sentir la sensación de que le falta el aire.

- **Hinchazón o sensación de llenura:** Otro síntoma común es la sensación de llenura, la cual suele aparecer poco después de empezar o terminar de comer.

- **Ardor o acidez estomacal:** En muchas ocasiones puede que no se experimente dolor pero si ardor y acidez estomacal.

- **Dolor en el pecho:** Este síntoma suele ir acompañado del reflujo ácido y se puede experimentar en forma de un pequeño dolor tipo "pinchazo" en la zona del pecho.

Causas de la Gastritis

Las diferentes causas que existen están mayormente relacionadas con el tipo de gastritis que se padezca (aguda o crónica). Dicho esto, es importante que desde un principio se trabaje en encontrar la causa de la gastritis, ya que el tratamiento correcto va a depender de lo que la esté causando. Para esto es recomendable que trabajes junto con un médico que te ayude a identificar la causa de tu problema.

A continuación, verás una lista de las causas de la gastritis aguda y crónica, las cuales han sido separadas y clasificadas entre las más y menos comunes.

Las causas principales de la gastritis aguda son:

- Ciertos medicamentos como el ácido acetilsalicílico (aspirina), ibuprofeno (antiinflamatorio no esteroides (AINES) o corticoesteroides.
- El consumo excesivo de alcohol y de cafeína.
- La infección del estómago causada por la bacteria *Helicobacter pylori*.
- El estrés (disminuye las secreciones gástricas).

Otras causas menos comunes son:

- Las infecciones virales por citomegalovirus o el virus de herpes simple (ocurre con más frecuencia en personas con un sistema inmune débil).
- La ingestión de sustancias corrosivas o cáusticas (como lejías, ácidos fuertes o venenos).
- Drogas recreacionales (por ejemplo, la cocaína).

En muchos casos de gastritis, especialmente en la de tipo crónico, el paciente por lo general desconoce por completo la causa de su problema debido a que puede estar padeciéndola por años sin darse cuenta. Sin embargo, muchas de las causas que ocasionan la aparición de la gastritis crónica son las mismas que las que causen la aparición de la gastritis aguda.

Las causas más comunes de gastritis crónica son:

- La infección por la bacteria *Helicobacter pylori* también causa gastritis crónica si no se trata correctamente en el momento de que empieza a causar problemas.
- El consumo de medicamentos como el ácido acetilsalicí-

lico (Aspirina), ibuprofeno (antiinflamatorio no esteroides (AINES) o corticoesteroides.

- El consumo excesivo de alcohol.
- Hipoclorhidria (baja producción de ácido estomacal).

Otras causas menos comunes son:

- Reflujo biliar o duodenogástrico, el cual lleva consigo al estómago jugos pancreáticos.
- Trastornos autoinmunes, los cuales pueden provocar que el sistema inmune ataque las células del estómago.
- Trastornos digestivos como la enfermedad de Crohn que inflama el tubo digestivo.
- La anemia perniciosa produce gastritis crónica atrófica (autoinmune o tipo A) en el cuerpo y fundus del estómago.

La razón por la que algunas de las causas mencionadas anteriormente causantes de gastritis aguda pueden provocar gastritis crónica es porque una vez que debilitan la mucosa gástrica otras sustancias como el ácido clorhídrico y pepsina que se producen en el estómago, siguen irritándolo cada vez que se ingiere alimentos, especialmente aquellos ricos en proteínas.

2

ENTENDIENDO EL ESTÓMAGO

Ahora que sabes qué es la gastritis, cuáles son sus síntomas, cuantos tipos de gastritis existen y cuáles son sus causas, echemos un vistazo a cómo funciona el estómago y el sistema digestivo.

Para empezar, lo primero que debes saber es que el estómago es un órgano musculoso, elástico y hueco del aparato digestivo, que se encuentra ubicado entre el esófago y duodeno, en la parte superior izquierda del abdomen debajo del diafragma. También posee dos esfínteres; el esofágico inferior o cardias, el cual separa el estómago del esófago, y el esfínter pilórico que separa el estómago del duodeno.

El interior del estómago está cubierto por una mucosa con pliegues y glándulas donde podemos encontrar diversas células que segregan diferentes sustancias que componen los jugos gástricos (algunas de estas son el ácido clorhídrico, pepsina, factor intrínseco y moco protector). Entre las funciones que este órgano lleva a cabo se destacan la mezcla del bolo alimenticio con los jugos gástricos y el almacenamiento temporal de los alimentos descompuestos.

¿Cómo Se Lleva a Cabo la Digestión?

Tan pronto como pones un trozo de comida en tu boca empieza el proceso de digestión y la secreción de jugos gástricos. Los dientes trituran los alimentos en partes más pequeñas, lo que facilita la digestión en el estómago. A medida que se mastican los alimentos estos se mezclan con la saliva que es segregada por las glándulas salivares, la cual lubrica los alimentos y facilita su descenso a través del esófago.

"La saliva contiene diferentes enzimas, pero la más abundante es la alfa-amilasa. Esta enzima ayuda a descomponer el almidón en pequeñas moléculas de azúcar mientras pasan a través del estómago. La alfa-amilasa se desactiva al entrar en contacto con el ácido estomacal, permitiendo que otras sustancias lleven a cabo la digestión de los alimentos."

La lengua ayuda a mover los alimentos masticados hacia el fondo de la boca, donde luego alcanzan la faringe y son impulsados hacia el estómago. Mientras la comida está en la boca se tiene el control de tragar y mover la lengua para empujar los alimentos hasta la garganta. En este punto la digestión sigue siendo voluntaria, pero una vez que la comida pasa a través de la laringe empieza el proceso involuntario y se pierde el control de la digestión.

Un movimiento tipo "ola" conocido como peristaltismo empuja los alimentos a través del esófago, pasando por el esfínter esofágico inferior, que normalmente se abre para que pasen solamente los alimentos o líquidos que se ingieren, evitando que regresen hacia el esófago.

La Digestión en el Estómago

El interior del estómago es donde se almacena temporalmente la comida luego de que pasa por el esófago. En el proceso de la digestión la comida es empujada continuamente por las contracciones gástricas. Este movimiento mezcla la comida con diferentes enzimas y jugos digestivos, por ejemplo, el ácido clorhídrico, que sirve para desnaturalizar las proteínas, y la pepsina, que sirve para descomponer las proteínas en aminoácidos. Esta mezcla constante da como resulta una mezcla llamada quimo.

"El quimo es un semifluido que consiste de comida parcialmente digerida, jugos gástricos y enzimas digestivas. Este semifluido pasa desde el estómago al duodeno para que los nutrientes que contiene sean absorbidos."

El ácido clorhídrico del estómago también destruye diferentes tipos de microorganismos que ingerimos con los alimentos. Este ácido es tan fuerte que puede eliminar cualquier bacteria, parásito u hongo que intente entrar a nuestro organismo a través del intestino (tiene un pH menor a 1).

Por otro lado, al final del estómago se encuentra la válvula pilórica, la cual ayuda a controlar el vaciamiento gástrico hacia el duodeno. Este esfínter o válvula previene que los alimentos regresen al estómago. El tiempo que tarda el alimento ingerido en llegar desde el estómago al intestino delgado depende de varios factores que están relacionados con la naturaleza (líquidos o sólidos) o composición (grasas o carbohidratos) de los alimentos, y también depende de las señales corporales emitidas por algunas hormonas y de la cantidad de comida que esté sosteniendo el estómago.

Cuando el estómago está vació el agua puede tardar en pasar de 10 a 20 minutos, mientras que las partículas de alimentos más grandes generalmente no pasan al duodeno hasta que están lo suficientemente desmenuzadas. Para que esto ocurra, las partículas deben ser inferiores a 2 milímetros, aunque mayormente son incluso menores a 0,25 milímetros. Los alimentos sólidos permanecen entre una y seis horas en el estómago.

La Digestión en el Intestino Delgado

Una vez que el quimo llega al duodeno se mezcla con la bilis y los jugos pancreáticos, los cuales ayudan a neutralizar la acidez del quimo y emulsionan las partículas de grasas. Las enzimas pancreáticas se mezclan también con el quimo ácido para convertir las pequeñas partículas de grasas en lípidos, las proteínas y péptidos en aminoácidos y los carbohidratos en glucosa.

El intestino delgado es la parte más larga del aparato digestivo (mide casi 6 metros) y es responsable en un 90% de la digestión de los alimentos y la absorción de nutrientes. Este se divide en tres partes; el duodeno, yeyuno e íleon.

El duodeno es la sección inicial y más corta, su principal objetivo es descomponer aún más los alimentos, parcialmente digeridos en el estómago, con la ayuda de las enzimas liberadas por el páncreas. La mayor parte del hierro que necesitas se absorbe en el duodeno.

El yeyuno está repleto de células que absorben las moléculas de proteínas y carbohidratos. La glucosa, los lípidos y los aminoácidos son absorbidos a través de la pared del yeyuno hacia el torrente sanguíneo, así como también las vitaminas, minerales, electrolitos, agua y sales biliares. Los espacios entre las células del yeyuno son relativamente muy separados, por lo que es la sección más porosa del intestino delgado.

La última parte del intestino delgado que podemos encontrar es el íleon. Este es menos poroso y absorbente. Sin embargo, una pequeña proporción de nutrientes son absorbidos ahí, algunos como la vitamina B12, los aminoácidos y las sales biliares.

Al final del intestino delgado se encuentra la válvula ileocecal que conecta el íleon con el intestino grueso. Esta válvula, al igual que las mencionadas anteriormente, previene que los restos alimenticios regresan hacia el íleon. Finalmente, el intestino grueso lleva estos restos "no digeribles" hacia el colon para su excreción.

3

¿QUÉ ESTÁ EVITANDO QUE TE CURES?

Es importante tener conocimiento acerca de las cosas que pueden estar dando lugar a tus problemas digestivos y evitando que tu estómago se recupere, ya que tener ese conocimiento puede ser muy útil a la hora de crear una estrategia terapéutica para curar el estómago.

Tus Hábitos Alimenticios

Existen muchos malos hábitos alimenticios que no solamente pueden afectar tu estómago y evitar que el mismo se recupere, sino también afectar tu apariencia física y tu salud en general. El consumo de alimentos ricos en carbohidratos refinados, azúcares y grasas saturadas aumenta las posibilidades de sufrir una serie de problemas de salud que luego pueden ser difíciles de tratar o controlar.

- **Comer a deshora o saltar comidas:** Es importante tener un horario fijo para comer y no saltar comidas, ya que así evitas que los jugos gástricos irriten la mucosa de tu estómago al no haber alimentos dentro del mismo.

- **No masticar los alimentos:** Cuando no masticas bien los alimentos estos caen como una "piedra" al estómago, lo que hace que éste trabaje más y la comida permanezca más tiempo dentro del mismo.

- **Alimentos refinados y ricos en grasas:** El consumo excesivo de alimentos ricos en azúcares o carbohidratos refinados elevan mucho el pH estomacal, por lo que tu estómago tiene que gastar mucha energía para reacidificar el contenido estomacal nuevamente. Mientras que los alimentos grasosos ralentizan el vaciado gástrico, permitiendo que el ácido estomacal y la pepsina irriten la mucosa gástrica durante más tiempo.

- **Bebidas con cafeína:** El consumo excesivo de bebidas que contienen cafeína irrita la mucosa gástrica y contribuye a la aparición de la gastritis. El café, las bebidas energéticas, las sodas y algunos tés fuertes (como el té verde y el negro) son algunas de las bebidas que contienen más cafeína.

- **Tomar agua mientras comes:** Tomar líquidos mientras comes diluye los jugos gástricos por lo que tu estómago tiene que producir más ácido y enzimas para digerir esos alimentos. Si esto ocurre regularmente las células que segregan los jugos gástricos se cansan y agotan los nutrientes, lo que a la larga puede provocar problemas digestivos.

Tu Estilo de Vida

En la actualidad, existe una tendencia en la sociedad a considerar, y es que muchas personas optan (inconscientemente) por seguir determinados hábitos poco saludables que deterioran su salud lentamente y que a largo plazo pueden provocar enfermedades o problemas de salud graves.

- **Fumar en exceso:** La nicotina que contiene el cigarrillo aumenta la producción de ácido estomacal, lo que a su vez irrita y causa inflamación en la mucosa gástrica.

- **Tomar bebidas alcohólicas:** El consumo de alcohol inflama el estómago y evita que la mucosa gástrica se recupere. Es por eso que no es aconsejable consumir ningún tipo de bebida alcohólica cuando de sufre de gastritis, ya que es probable que tu estómago nunca se recupere si consumes alcohol de manera habitual.

- **Una vida estresada:** El estrés puede afectar negativamente la digestión, ya que disminuye la actividad parasimpática y aumenta la actividad simpática en el organismo (la cual es activada por el cortisol y la adrenalina, conocidas como las hormonas del estrés), lo que a su vez causa una disminución en las secreciones gástricas. Una deficiencia de jugos gástricos puede resultar en una baja producción de moco protector, y sin este la pared estomacal queda desprotegida y propensa a que factores externos o que el ácido estomacal y la pepsina causen inflamación e irritación en la mucosa.

Tu Propio Ácido Estomacal y la Pepsina

Si, así como lo escuchaste, tanto el ácido clorhídrico que produce tu estómago como la enzima proteolítica llamada pepsina pueden irritar e inflamar tu estómago. Y si te preguntas, ¿cómo es posible que esto ocurra? Pues deja que te lo explique.

El ácido clorhídrico es una sustancia altamente corrosiva (tiene un pH menor a 1) segregada por las células parietales del estómago. El papel principal del ácido clorhídrico es descomponer los alimentos, convertir el pepsinógeno en su forma activa que es la pepsina y proteger al cuerpo de patógenos que se encuentran comúnmente en los alimentos. El ácido clorhídrico representa el 3-5% del total de los jugos gástricos, lo que le da un intervalo de pH muy bajo a estos (por lo general entre 1 y 2).

Por otro lado, la pepsina es una enzima proteolítica que es segrega en el estómago por las células principales. Esta enzima descompone las proteínas en porciones más reducidas polipéptidos y aminoácidos, sin degradarlas por completo (función que realizan otras enzimas en el intestino).

El problema de estas dos sustancias es que una vez que aparece la gastritis (sea cual sea la causa), ambas sustancias no permiten que la mucosa se recupere en su totalidad, ya que cada vez que ingieres algo (principalmente alimentos ricos en proteínas) estas sustancias son liberadas y siguen irritando e inflamando el revestimiento del estómago.

PARTE 2

TRATANDO LA GASTRITIS

4

LA DIETA DE LA GASTRITIS

El primer paso crítico que debes tomar para disminuir la inflamación e irritación en tu estómago es eliminar de tu dieta todos los alimentos que puedan irritar tu mucosa gástrica y que evitan que la misma se recupere. También debes realizar cambios en tu estilo de vida que ayuden a evitar que tu estómago siga empeorando. Ahora veamos cuáles son los alimentos que debe evitar e incluir en su dieta.

Alimentos Que Debes Evitar en Tu Dieta

- **Alimentos irritantes:** Evita las frutas ácidas y cítricas como el limón, toronja, naranja, mandarina, piña, granada, maracuyá, ciruela, kiwi, manzana verde, ciruelas y uvas; y los vegetales como el tomate, pimientos, encurtidos, ajo y cebolla, ya que pueden causar irritación en el estómago y empeorar los síntomas de la gastritis. También evita las especias como la pimienta roja o ne-

gra, chile, curry, menta, canela, clavo de olor y los condimentos como el vinagre, kétchup, salsa picante o de
tomate, mostaza y mayonesa.

- **Bebidas irritantes:** Evita el consumo de café, bebidas
  alcohólicas, bebidas energizantes, sodas o refrescos,
  agua carbonatada y tés fuertes (té verde o negro). La
  mayoría de jugos y bebidas comerciales contienen ácido
  cítrico, el cual irrita la mucosa gástrica y empeora los
  síntomas de la gastritis.

- **Alimentos procesados y refinados:** Evite el consumo
  de patatas fritas, pizza, hamburguesas, hot dogs, dulces, donuts, bizcochos, chocolate, corn flakes (copos de
  maíz), galletas de soda o crackers, pasta, pasteles, mantecados, pan blanco o integral elaborado con harina de
  trigo, embutidos, sopas instantáneas y de todo lo que
  sea procesado. Estos son conocidos como alérgenos comunes e inflamatorios que pueden desencadenar aler-
  gias alimentarias, aumentar la inflamación en el intestino y ralentizar el proceso de curación tu estómago.

- **Productos lácteos:** Es posible que hayas escuchado que
  la leche ayuda a calmar el estómago cuando sientes dolor
  o acidez estomacal, sin embargo, este consejo no es del
  todo útil. Los aminoácidos (proteínas) que contiene la
  leche estimulan la producción de ácido estomacal lo que
  puede empeorar la gastritis y los síntomas relacionados
  con la misma. Por eso, es recomendable que evites el
  consumo de leche y sus derivados como los quesos
  fuertes, leche entera o condensada, helados, flan y
  postres tipo natillas. Puedes usar el yogurt sin lácteos
  como excepción en algunas recetas.

- **Grasas malas:** Los alimentos que son altos en grasa disminuyen el vaciado gástrico y aumentan la probabilidad de que el estómago resulte irritado, por lo tanto, debes evitar las frituras o los alimentos fritos. Algunas grasas malas a evitar son los aceites vegetales hidrogenados o refinados, como la margarina, la nata, la mantequilla, la manteca y también los productos horneados comerciales que contienen grasas trans.

Alimentos Que Debes Incluir en Tu Dieta

- **Alimentos ricos en flavonoides:** Los vegetales como la espinaca, brócoli, espárragos, alcachofas, apio, col rizada, coles de Bruselas, okra, vegetales de hojas verdes en general y las frutas como la papaya, manzanas (Red delicious), melocotones, cerezas, arándanos, fresas, ciruelas, albaricoque son todos alimentos ricos en flavonoides que ayudan a reducir la inflamación en el estómago y proteger las células del daño que provocan los radicales libres. Sin embargo, la mayoría de las frutas (y algunas de las mencionadas anteriormente) pueden ser un poco ácidas para el estómago, por eso es recomendable que solamente consumas con el estómago vacío aquellas frutas que tienen un pH mayor a 5 (tales como papaya, melón, sandía, banana, pitahaya y pera Bosc o asiática). Las frutas ácidas como las bayas (arándanos o fresas) y otras no-cítricas las puedes consumir siempre y cuando neutralices su acidez con leche de almendras u otro tipo de leche vegetal (puedes preparar batidos).

- **Alimentos fáciles de digerir:** Los vegetales cocidos y las frutas sin piel están en la lista de los alimentos de fácil digestión. Otros a considerar son el arroz, avena instantánea, pescado blanco, pollo o pavo sin piel, patatas, batatas, zanahorias, calabazas y calabacines. Elige siempre los alimentos cocidos y de consistencia blanda en lugar de los crudos y duros, ya que estos últimos causan irritación en la mucosa. Los alimentos cocidos son más fáciles de digerir, por eso es recomendable que los prepares al vapor, hervidos, al horno o a la plancha.

- **Proteínas de alta calidad:** Las proteínas magras ayudan a reparar la pared gastrointestinal y a tratar problemas digestivos como la permeabilidad intestinal. Es recomendable que elijas una proteína en polvo fácil de digerir como la de cáñamo, de guisantes o de granos germinados de arroz, ya que son fáciles de digerir y no agravan la gastritis. Evita las proteínas derivadas de suero de leche ya que están hechas a base de productos lácteos y pueden empeorar la gastritis. Es aconsejable que coma huevos orgánicos, pollo o pavo orgánico y pescado salvaje, y que evites las carnes rojas, ya que son difíciles de digerir.

- **Grasas saludables:** Si bien la grasa es un nutriente controversial cuando se habla de la dieta para la gastritis, la misma sí debe formar parte de esta para combatir la gastritis. Sin embargo, las grasas se deben consumir en moderación y no se debe consumir cualquier tipo de grasa, ya que existen grasas buenas (poliinsaturadas y monoinsaturadas) y grasas malas (trans y saturadas). Por su parte, las grasas buenas se encuentran mayormente en los frutos secos y semillas tales como semillas de cáñamo, semillas de girasol, nueces, almendras, anacardos, pistachos, etc., y en otros alimentos como el aguacate, salmón, sardinas y aceites saludables como el de oliva, de coco, de cáñamo, entre otros. Es recomendable incluir en la dieta aquellos alimentos que sean ricos en omega 3, ya que los ácidos grasos esenciales que contienen ayudan a reducir la inflamación. Limita tu consumo de grasas a una menos de cucharada de aceite o menos de 15 gramos de grasa en cada comida.

- **Probióticos:** Es recomendable introducir alimentos fermentados y probióticos en la dieta para ayudar a mejorar la salud intestinal y reducir o prevenir la infección por *Helicobacter pylori* que puede contribuir a la gastritis. Aunque generalmente estos se encuentran en la leche y en sus derivados lácteos (como el yogurt, queso, suero de leche cultivado, kéfir de leche, etc.), también los puedes encontrar en fermentados como el chucrut, miso, tempeh y bebidas probióticas como la kombucha y kéfir de agua.

- **Alimentos ricos en fibra:** Algunos estudios científicos han demostrado que una dieta rica en fibra soluble puede ser beneficiosa para la gastritis y otros trastornos digestivos, ya que los mucilagos protegen y suavizan el revestimiento del estómago. Algunas de las mejores fuentes de fibra soluble incluyen semillas como la chía y linaza, cereales como la avena o salvado de avena, y frutas como las manzanas, mangos, melocotones, ciruelas y vegetales como el brócoli, coles de bruselas, remolachas, berenjenas, alcachofas, espárragos, zanahorias, espinacas y okra.

Recomendaciones Generales

- **Controla tus niveles de estrés y de ansiedad**: Es importante que reduzcas el estrés en tu vida, ya que puede empeorar la gastritis y eventualmente desencadenar otros problemas de salud. Además, no comas si estás estresado, ya que el estrés reduce la producción de jugos gástricos y ralentiza la digestión. Trate de relajarse y estar en un ambiente tranquilo a la hora del almuerzo. Aprenda a relajarse utilizando técnicas de relajación como respiración profunda, yoga, meditación, etc. Una alternativa natural a los antidepresivos es una hierba adaptógena llamada Rhodiola rosea. Esta hierba ayuda al cuerpo a adaptarse al estrés diario. También disminuye la ansiedad, la depresión, la fatiga y regula los niveles de cortisol.

- **Come comidas pequeñas:** En lugar de comer tres comidas grandes al día, trata de comer comidas más pequeñas con más frecuencia (puedes fraccionarlas en 5 o 6 comidas). Hacer esto ayuda a aumentar el flujo de sangre al estómago, lo que acelera el proceso de curación. Por otro lado, las comidas abundantes permanecen en el estómago durante mucho tiempo y pueden empeorar significativamente los síntomas. Es por eso que es mejor no comer más de 1 taza de vegetales, 1 taza de arroz (u otro tipo de carbohidratos) y no más de una porción de pechuga de pollo o de pescado que sea del tamaño de la palma de tu mano.

- **Mastica bien los alimentos:** Es importante que mastiques bien y comas despacio, ya que al hacerlo facilitas la digestión de los alimentos y ayudas a que el estómago no produzca tantos jugos gástricos para descomponerlos. Como regla general, mastica los alimentos de tres a cinco veces más de lo normal o hasta que estén bien desmenuzados en tu boca.

- **Evita tomar líquidos con las comidas:** Cuando tomas agua o cualquier líquido con las comidas diluyes los jugos gástricos, por lo que tu estómago tiene que gastar más energía y nutrientes para producir más jugos gástricos para digerir la comida estancada en el estómago. Es recomendable tomar agua 30 minutos antes o 2 horas después de comer.

- **No te acuestes después de comer:** Es necesario que te sientes derecho después de comer para permitir que la digestión se lleve a cabo correctamente. Al acostarte haces que la digestión se vea comprometida y también puede que los jugos gástricos pasen al esófago e irriten el mismo. Espera al menos 3 horas para acostarte y eleva la cabecera de la cama unas 5 o 10 pulgadas para evitar que los jugos gástricos suban al esófago.

- **No consumas medicamentos antiinflamatorios:** Como hemos mencionado anteriormente, los medicamentos antiinflamatorios desgatan y dañan el revestimiento del estómago, por lo tanto, debes evitar consumirlos. Si necesitas un analgésico, usa paracetamol.

- **Mantente hidratado:** Toma al menos 2 litros de agua diariamente e intenta tomar un vaso de agua lleno cuando sientas que los síntomas están empeorando. El agua de coco es una excelente opción para ayudar a aumentar la hidratación, limpiar el cuerpo de la inflamación y proporcionar electrolitos.

- **Realiza ejercicios regularmente:** El ejercicio ayuda a que tu cuerpo se mantenga saludable y estimula el sistema digestivo. Las actividades aeróbicas como caminar o trotar mantienen tu sistema digestivo moviéndose regularmente, lo que a su vez también puede ayudar a que los músculos intestinales trabajen de manera más eficiente.

- **Disminuye el consumo de azúcar:** La azúcar alimenta las bacterias malas y los hongos oportunistas que dañan las paredes del intestino, tales como la Candida Albicans. Las bacterias malas crean toxinas llamadas exotoxinas que dañan las células sanas y causan el síndrome del intestino permeable. Si vas a utilizar un edulcorante utiliza moderadamente la miel, sirope de arce o stevia, y evita los azúcares refinados.

- **Disminuye el consumo de sal:** Es recomendable que disminuyas el consumo de sal y reemplaces la sal de mesa común por una de mayor calidad como la sal rosa del Himalaya o céltica marina. La sal del Himalaya contiene una gran cantidad de minerales trazas esenciales que apoyan la salud general del cuerpo.

- **No fumes:** El humo del cigarrillo o tabaco irrita el esófago y la mucosa gástrica, lo que puede empeorar los síntomas relacionados con la gastritis. Además, fumar restringe los pequeños vasos sanguíneos en el estómago lo que reduce el flujo sanguíneo en la zona y ralentiza el proceso de curación.

- **Toma nota de los alimentos que no toleres:** Cada persona que sufre de gastritis reacciona de manera diferente a ciertos alimentos, por lo tanto, es mejor que mantengas un diario de lo que comes e identifiques aquellos alimentos que te caigan mal. Esos son los alimentos que debes evitar por un tiempo (varias semanas), y luego debes reintroducirlos uno por uno para ver si siguen empeorando tus síntomas. De esta forma sabrás si debes evitarlos por un largo periodo de tiempo o no, para así poder controlar tus síntomas y facilitar el proceso de curación.

- **Considera el uso de un protector gástrico:** La dieta por si sola puede no ser suficiente para curar o mejorar la inflamación del estómago, por eso se recomienda el uso de un fármaco gastroprotector como el sucralfato. Se denomina gastroprotectores a los fármacos que tienen la capacidad de proteger la mucosa gástrica de la acción irritante del ácido clorhídrico y pepsina. Consulta con tu médico para la prescripción de este fármaco.

- **Consejos para aumentar de peso:** Para aumentar de peso se necesita consumir más calorías. El nutriente que proporciona más calorías es la grasa (9 calorías por cada gramo), seguido de los carbohidratos y las proteínas (4 calorías por cada gramo). Si quieres ganar peso, debes consumir más carbohidratos y grasas, teniendo en cuenta que demasiada grasa (sin importar si son buenas o malas) ralentiza el vaciado gastritis y puede causar problemas gástricos. Puedes intentar agregar un poco de grasa en cantidades razonables en cada comida, por ejemplo, un puñado de nueces en la avena, 1 cucharada de aceite de oliva o medio aguacate en cada comida.

Otras recomendaciones incluyen consumir alimentos a temperatura ambiente y evitar aquellos muy fríos o calientes; eliminar el consumo de carne roja y no consumir alimentos con gluten o productos elaborados con harina de trigo. También es recomendable que descanses lo suficiente para ayudar en el proceso de recuperación.

5

REMEDIOS Y SUPLEMENTOS

Existen varios remedios naturales y suplementos que pueden ayudar a reducir la inflamación del estómago y los síntomas que produce la gastritis. Por lo tanto, es recomendable que incluyas en tu plan terapéutico algunos de los remedios y suplementos que encontrarás en este capítulo.

Aunque es importante que sepas que, debido a que tu mucosa gástrica está inflamada y de seguro ha estado sufriendo durante mucho tiempo, es necesario que seas paciente una vez que empieces a tomar alguno de los remedios o suplementos de los que hablaremos más adelante, ya que dependiendo la condición actual de tu estómago, es posible que no notes una mejoría inmediata cuando empieces a tomar algunos de estos remedios o suplementos.

También debes saber que los remedios y suplementos que encontrarás a continuación no son del todo "mágicos". Por lo tanto, estos solo deben ser vistos como un soporte o ayuda para acelerar el proceso de recuperación de tu estómago.

Remedios Naturales para la Gastritis

Aloe Vera

La sábila o aloe vera es una planta medicinal que ha sido utilizada durante siglos y que se conoce principalmente por sus propiedades antiinflamatorias y cicatrizantes sobre la piel y mucosas. El gel cristalino de esta planta contiene un compuesto llamado mucílago que gracias a su textura viscosa protege la mucosa gástrica y favorece su regeneración, lo que resulta beneficioso para tratar las úlceras estomacales y la gastritis.

Ingredientes

- 1 penca de Aloe vera

Preparación

1. Con un cuchillo, corte las hileras de espinas de los lados de la penca de aloe vera.
2. Lave bien la penca de aloe vera.
3. Corte la penca en pedazos de aproximadamente 2 pulgadas de largo y deje remojar durante 24 horas, cambiando el agua cada 2 o 4 horas.
4. Luego con un cuchillo retire la cáscara verde exterior y coloque los cristales en un recipiente tapado.
5. Mastique unas 2 o 3 cucharadas de los cristales de sábila con el estómago vacío.

Notas

- Es importante tomar este remedio de aloe vera de la forma correcta para aliviar los síntomas asociados a la gastritis. Se recomienda masticar (con el estómago vacío) las 3 cucharadas del gel de aloe vera recién extraído, así los mucílagos pueden actuar directamente sobre la mucosa gástrica irritada o inflamada.

- Debes tomar este remedio 30 minutos antes de comer o 2 o 3 horas después de comer unas 3 veces al día.

Agua de Nopal

El nopal (Cactus Opuntia) es rico en polisacáridos mucilaginosos, un tipo de fibra soluble que tiene efecto demulcente (protector) sobre la mucosa gástrica, lo que ayuda a la regeneración y recuperación de la misma.

Ingredientes

- 1 penca de nopal
- 1 taza de agua

Preparación

1. Con un cuchillo, quítale todas las espinas y lave bien la penca.
2. Corte el nopal a lo ancho (de modo que el interior quede expuesto) y luego córtalo en pequeños cuadritos.
3. Coloque los cuadritos de nopal junto con la taza de agua en un recipiente bien tapado y deje reposar toda la noche.
4. Al día siguiente solo debes retirar los cuadritos de nopal y beber el agua.

Nota

- Es recomendable que tomes el agua de nopal una vez al día, preferiblemente en ayunas. También puedes mezclar el agua de nopal con la sábila para aumentar su efecto reparador y antiinflamatorio sobre la mucosa gástrica.

Jugo de Papa

Otro remedio eficaz para la gastritis es el jugo de papa crudo. Las propiedades alcalinas de las patatas ayudan a reducir la hinchazón, aliviar el dolor de las úlceras de estómago y calmar el malestar estomacal en general.

Algunas investigaciones científicas han demostrado que el almidón del extracto de papa se adhiere a la mucosa gástrica lastimada y crea una barrera protectora frente a los agentes agresivos y las sustancias irritantes.

Ingredientes

* 1 o 2 patatas rojas grandes

Preparación

1. Lave bien las patatas y luego pélalas.
2. Coloque las patatas peladas en un extractor de jugos para extraer el zumo.
3. Luego tome inmediatamente (no dejes que el almidón se asiente en el fondo del vaso).

Notas

* Nunca utilices patatas que no hayan madurado (de color verde) o con puntos negros en la cáscara, ya que dichas patatas contienen altas concentraciones de una sustancia tóxica llamada solanina.

* Puedes tomar el jugo de papa de 1 a 3 veces al día, media hora antes de cada comida. Si el sabor no te resulta agradable puedes combinar el jugo de papa con jugo de zanahoria recién extraído (esto aumenta su poder curativo).

Infusión de Manzanilla

La flor de manzanilla es rica en ciertos aceites esenciales que son beneficiosos para reparar la mucosa gástrica. Esta hierba contiene altos niveles de apigenina, un flavonoide que ayuda a combatir la inflamación. Además, también contiene un componente llamado bisabolol que es uno de los responsables de las propiedades antiinflamatorias y reparadoras del sistema digestivo de esta hierba.

Ingredientes

- 1 cucharada o 1 bolsita de flores de manzanilla
- 1 taza de agua
- Miel a gusto (opcional)

Preparación

1. Caliente la taza de agua y cuando esté hirviendo apague el fuego.
2. Vierte las flores de manzanilla dentro del agua caliente, cubre con una tapa (para que no se volaticen sus aceites esenciales) y deje reposar durante 15 minutos.
3. Pasado los 15 minutos, cuele y deje enfriar. Luego tome inmediatamente.

Nota

- Es recomendable que tomes esta infusión al menos 3 veces al día.
- También evita hervir esta hierba, ya que las altas temperaturas pueden destruir sus compuestos activos.

Infusión de Jengibre

El jengibre también es útil para tratar la gastritis debido a sus propiedades antiinflamatorias y antibacterianas. Un estudio realizado por un equipo de investigadores concluyó que sus compuestos de gingeroles inhiben de manera significativa el crecimiento de la bacteria *Helicobacter Pylori*, la cual a menudo se asocia con problemas estomacales, incluyendo la gastritis y las úlceras gastroduodenales.

Ingredientes

- 1 trocito de jengibre fresco (unos 20 gramos)
- 1 taza de agua
- Miel a gusto (opcional)

Preparación

1. Lave bien el trozo de jengibre, pélalo y pícalo en pequeños trozos.
2. Caliente la taza de agua y cuando esté hirviendo baja el fuego.
3. Vierte el jengibre picado a la cacerola con el agua caliente y cuécelo durante 10 minutos a fuego lento.
4. Apague el fuego, espere otros 5 minutos, y use un colador para desechar los pedacitos antes de servir. Luego tome inmediatamente.

Notas

- Se recomienda tomar este remedio 20 minutos antes de comer, una vez al día.
- El jengibre puede interferir con los medicamentos anticoagulantes y para la presión arterial alta.

Sangre de Drago

Es una resina que se obtiene de la corteza de un árbol (*Croton Lechleri*) que crece en la Amazonia. Esta resina o látex tiene propiedades antivirales, antibacteriales, antifúngicas, antiinflamatorias y cicatrizantes. Se utiliza en el tratamiento de las ulceras estomacales y duodenales, gastritis crónicas y cirrosis. El efecto antiinflamatorio es tan potente como el naproxeno, y entre las bacterias que son inhibidas por este látex se encuentra la *Helicobacter pylori*. Un estudio científico encontró que la sangre de drago puede aumentar la producción de moco protector en el estómago.

Los expertos en terapias naturales aconsejan que se empiece tomando una sola gota de sangre de drago en medio vaso de agua con el estómago vacío el primer día, al siguiente día se toman dos y se aumenta una gota cada día hasta llegar a un máximo de 10 gotas al día, recordando siempre que no se deben tomar las 10 gotas en una sola toma, sino divididas en dos o tres tomas a lo largo del día (por ejemplo, 5 gotas en la mañana y 5 antes de acostarse). Luego tendrás que ir reduciendo 1 gota cada día hasta no tomar ninguna gota al día, y descansar unas 2 o 3 semanas para volver a repetir el tratamiento. También puedes mezclar las gotas con el jugo de papa con zanahoria, así enmascaras un poco su sabor amargo.

Nota

• Por su elevado contenido en alcaloides esta planta está contraindicada en mujeres embarazadas, en lactancia y en niños menores de 12 años.

Suplementos para la Gastritis

- **DGL (regaliz sin glicirricina):** Es la raíz de la planta *Glycyrrhiza glabra* que es conocida por sus propiedades antiespasmódicas, antiinflamatorias y protectoras sobre la mucosa gástrica. Diversos estudios científicos han demostrado que el regaliz ayuda a cicatrizar las úlceras duodenales y gástricas. Esta raíz actúa formando una capa protectora sobre la mucosa del estómago, protegiéndolo de la acción corrosiva de los jugos gástricos y favoreciendo su cicatrización. Lo puedes encontrar en tabletas masticables, cápsulas o polvo. Tome la dosis que indique el fabricante.

- **L-Glutamina:** Es el aminoácido más abundante en el cuerpo, ayuda a mejorar la salud gastrointestinal ya que es un nutriente vital para los intestinos y asiste en la reparación de los tejidos dañados. La glutamina puede ayudar a disminuir la inflamación y el daño en el estómago causado por la *Helicobacter pylori*. Es recomendable tomar de 5 a 10 gramos de glutamina diariamente (dividido en 2 tomas) con el estómago vacío.

- **Probióticos:** Los probióticos son necesarios porque aumentan los microorganismos benéficos en el tracto digestivo y ayudan a combatir bacterias oportunistas, como la *Helicobacter Pylori,* que causan daños y problemas en el tracto digestivo. Además, de que ayudan a mejorar la digestión y a combatir y prevenir enfermedades intestinales como colitis, síndrome del intestino irritable, enfermedad de Crohn e inflamación intestinal. Considere tomar un probiótico que contenga de 10 a 50 billones CFU. También puedes incluir bebidas probióticas como el Kéfir de agua o Kombucha.

- **Slippery Elm:** La corteza interna del árbol *Ulmus rubra* proporciona una capa protectora mucilaginosa alrededor del revestimiento del estómago, protegiéndolo del ácido estomacal y aliviando los síntomas de la gastritis. El suplemento de Slippery elm está disponible en forma de cápsulas y en polvo. Se debe tomar 2 cápsulas entre comidas con un vaso de agua, o si es en polvo, mezclar una cucharadita con un vaso de agua o jugo y tomar inmediatamente.

- **Gamma-oryzanol:** Este suplemento se obtiene del salvado de arroz, que se encuentra en la cubierta exterior del grano de dicho cereal. El gamma-oryzanol es un complejo formado por la mezcla de esteroles vegetales y ácido ferúlico (antioxidante natural) que ayudan a proteger la mucosa gástrica por lo que resulta indicado en caso de gastritis, acidez estomacal o úlceras gástricas. Se encuentra en cápsulas o tabletas. Tome la dosis que indique el fabricante.

- **Zinc:** Este mineral que también es un antioxidante es necesario para estimular una enzima catalítica llamada anhidrasa carbónica, sin esta enzima no se puede producir bicarbonato ni ácido estomacal. El bicarbonato se combina con el moco protector y hace de efecto buffer contra el ácido estomacal para evitar la auto-digestión de la mucosa gástrica. Y si bien la deficiencia de Zinc es común, se recomienda que consultes con un médico antes de empezar a tomar este suplemento.

- **Zinc Carnosina:** Es un complejo de Zinc y el aminoácido L-carnosina que también es un potente antioxidante. Este suplemento ayuda a proteger el revestimiento del estómago de bacterias oportunistas como la *Helicobacter Pylori* y del daño de los AINES (antiinflamatorios no esteroides). También apoya la salud de las células gástricas y posee propiedades gastroprotectoras. Tome 2 cápsulas (aproximadamente 75mg) de zinc carnosina 2 veces al día con la comida.

- **Vitamina A:** Esta vitamina es un antioxidante esencial para mantener saludables las membranas mucosas del revestimiento del estómago que han sido dañadas por el ácido estomacal. Es recomendable tomar de 3,000 a 5,000 UI de vitamina A todos los días. Sin embargo, es preferible que esto se haga bajo la supervisión de un médico.

Considere también tomar un buen suplemento multivitamínico que contenga vitaminas antioxidantes como la A, C, E, vitaminas B y minerales como el magnesio, calcio, selenio y zinc. Las deficiencias nutricionales suelen ser comunes en personas que sufren de trastornos gastrointestinales como la gastritis y la permeabilidad intestinal. Es por eso que es recomendable que tome un suplemento multivitamínico.

PARTE 3

RECETAS PARA LA GASTRITIS

6

RECETAS DE DESAYUNO

Gachas de Avena

Este es un desayuno fácil de hacer, saludable y excelente para comenzar el día. La avena aporta las propiedades de su fibra soluble que ayuda a mejorar la flora intestinal y evita el estreñimiento.

PORCIONES	PREPARACIÓN	COCCIÓN
2	5 minutos	13 minutos

1 taza de agua
1 taza de avena sin gluten
1 taza de leche de almendras
1 banana madura, cortada en rodajas
1 cucharada de nueces picadas (opcional)
Miel o sirope de arce al gusto (opcional)

Preparación

1. En una cacerola vierte la taza de agua y la avena. Cocine a fuego medio, revolviendo constantemente, durante unos 5 minutos.

2. Añade la leche de almendras y reduce el fuego a bajo-medio. Continúe con la cocción por unos 6-8 minutos o hasta que parte del líquido sea absorbido.

3. Sirve con las rodajas de banana encima y los demás ingredientes opcionales (la miel y las nueces picadas).

Huevos Revueltos con Espinacas

Esta clásica receta es fácil de hacer e ideal para el desayuno. Tanto las espinacas como los huevos están repletos de nutrientes que tu cuerpo necesita.

PORCIONES	PREPARACIÓN	COCCIÓN
1	5 minutos	5 minutos

1 huevo entero
2 claras de huevo
1 taza de espinacas frescas, picadas
Aceite de oliva en aerosol
Una pizca de perejil fresco, picado (opcional)
Una pizca de sal

Preparación

1. En un bol agregue el huevo, las claras de huevo, la espinaca, la pizca de sal y bate ligeramente.
2. En una cacerola antiadherente cubre con el aerosol de aceite de oliva y pon el fuego a medio.
3. Agregue la mezcla de huevo y cocínela durante 3 a 5 minutos.
4. Sirve con la guarnición de tu preferencia (rebanadas de pan tostado sin gluten o una patata o camote mediano, cocido y sin piel).

Batido Verde de Calabaza

Un cremoso batido saludable cargado de vitaminas, minerales y antioxidantes provenientes de la calabaza, banana y espinaca.

PORCIONES	PREPARACIÓN	COCCIÓN
1	5 minutos	N/A

¼ taza de puré de calabaza
1 banana congelada
1 taza de espinaca (mejor si está congelada)
⅓ taza de leche de almendras sin azúcar
¼ taza de leche de coco enlatada

Preparación

1. Agregue todos los ingredientes a una licuadora y mezcle hasta que la mezcla esté cremosa (raspe el interior de la licuadora si es necesario). Si está demasiado espeso, agregue más leche de almendra o de coco.
2. Pruebe y ajuste el sabor según sea necesario. Si lo prefieres más dulce puedes agregar más banana o un poco de sirope de arce, agave o extracto de stevia.
3. Sirve inmediatamente y disfrute.

Nota

- Consume preferiblemente fresco, aunque se puede mantener en el refrigerador bien cubierto hasta por 2 días.

Batido de Arándanos con Almendras

Un rico batido cargado de antioxidantes, fibra y grasas buenas. Perfecto para empezar la mañana o para una merienda rápida pero nutritiva.

PORCIONES	PREPARACIÓN	COCCIÓN
1	5 minutos	N/A

½ taza de arándanos congelados
1 taza de leche de almendras sin azúcar
1 banana congelada
¼ taza de almendras picadas (ver nota)
1 cucharadita de semillas de linaza
1 cucharadita de semillas de chía

Preparación

1. En una licuadora, agregue todos los ingredientes y licue hasta que la mezcla esté suave y cremosa. (Añade más leche si la mezcla está muy espesa).
2. Sirve en un vaso y tome inmediatamente.

Nota

- Alternativamente puedes añadir ½ cucharada de mantequilla de almendras en vez de las almendras picadas.

Gofres Belgas de Trigo Sarraceno

Estos deliciosos gofres belgas elaborados con harina de trigo sarraceno son crujientes en el exterior pero suaves en el interior.

PORCIONES	PREPARACIÓN	COCCIÓN
6 gofres	10 minutos	5 minutos

2 huevos

2 tazas de harina de trigo sarraceno

4 cucharaditas de polvo de hornear

½ cucharada de azúcar de coco

⅓ taza de aceite de coco derretido

1 ¾ tazas de leche de almendras sin azúcar

½ cucharadita de extracto de vainilla

¼ cucharadita de sal

Preparación

1. Engrase la plancha de gofres con aceite en aerosol y enciéndala para calentarla. (A medida que continúe haciendo todos los gofres, asegúrese de rociar la plancha de gofres cada vez con aceite en aerosol, ya que estos gofres se pegarán si no lo hace).

2. Cuidadosamente separe la yema de huevo de la clara y coloque las claras a un lado. (Es importante tratar de mantener toda la yema separada de la clara).

3. Use una batidora para batir todos los ingredientes juntos

(incluyendo las yemas), excepto las claras de huevo.

4. Transfiere la mezcla a un recipiente grande (a menos que tenga más de un batidor). Limpie el tazón y los batidores.

5. Bate las claras de huevo a alta velocidad durante unos 4 minutos hasta que estén suaves. Luego agregue las claras de huevo a la masa de gofres. Mezcle bien.

6. Utilice una taza medidora de ½ taza para verter la mezcla hacia la plancha de gofres. Cierre y cocine hasta que el gofre esté dorado. Repita con la masa restante, engrasando ambos lados de la plancha de gofres con un poco de aceite en aerosol.

7. Sirve de inmediato con los ingredientes de elección.

Nota

- Estos gofres se almacenan bien en el congelador. Solo debes calentarlos en el horno a 350 grados F. durante un par de minutos.

Arroz con Leche

Esta deliciosa receta de arroz con leche es fácil de hacer, muy reconfortante para tu estómago e ideal para esos momentos cuando te sientes mal.

PORCIONES	PREPARACIÓN	COCCIÓN
2	5 minutos	1 hora y 30 min

1 taza de arroz integral o blanco
4 tazas de leche de almendras
1 cucharadita de extracto de vainilla
2 cucharadas de azúcar de caña o de coco
¼ taza de pasas

Preparación

1. Lave bien al arroz hasta que el agua quede clara.
2. Coloque la leche en una olla de tamaño mediano, haz que hierva y añade el arroz lavado. Cocine a fuego lento durante aproximadamente 1 hora y 15 minutos, o hasta que el arroz esté tierno y suave. (Revuelve de vez en cuando, con más frecuencia a medida que aumenta el tiempo de cocción).
3. Añade el azúcar y las pasas. Cocine durante 15-20 minutos, o hasta que quede bien suave y cremoso. (Revuelve con frecuencia para evitar que se queme).
4. Añade la vainilla y revuelve bien. Retire del fuego y sirve tibio o frío.

Método con olla arrocera:

1. En una olla arrocera combine el arroz, 3 tazas de leche de almendras, vainilla, azúcar y ajusta el temporizador a "cook/cocinar".
2. Deje cocinar hasta que el temporizador se apague o se evapore toda el agua. Añade 1 taza más de leche y mezcle bien.
3. Agregue las pasas, sirve tibio o frío y disfrute.

Panqueques de Avena y Banana

Estos panqueques esponjosos de avena y banana son saludables y fáciles de hacer. Excelentes para una mañana de fin de semana.

PORCIONES	PREPARACIÓN	COCCIÓN
5 panqueques	10 minutos	15 minutos

½ banana madura
½ taza de leche de almendra
¾ taza de avena sin gluten (o harina de avena)
1-2 cucharaditas de sirope de arce (opcional)
1 cucharadita de polvo para hornear
Una pizca de sal

Preparación

1. Caliente una sartén a fuego medio y engrásela con aceite de coco u otro aceite vegetal.

2. Si deseas hacer tu propia harina de avena, coloque la avena entera en un procesador de alimentos o una licuadora y pulse hasta que se forme la harina fina. Si utiliza harina de avena añade directamente al procesador de alimentos o la licuadora.

3. Una vez que la avena esté molida, añade la banana, la taza de leche, el polvo de hornear, la sal y el sirope de

arce (si lo usa) y pulse de nuevo hasta que se forme una mezcla suave.

4. Utilizando un medidor de ¼ de taza, añade la mezcla de panqueque a la sartén preparada y cocine por 2-3 minutos antes de voltear al otro lado. Cocine por 2 minutos adicionales del otro lado.

5. Sirve con fruta fresca u otros ingredientes como sirope de arce, frutas secas, nueces, etc.

Manzanas Cocidas con Arándanos

Comience el día con este ligero desayuno de manzanas cocidas, cargado de antioxidantes y fibra que ayuda a estimular los movimientos intestinales.

PORCIONES	PREPARACIÓN	COCCIÓN
1	10 minutos	25 minutos

2 manzanas rojas
1 puñado de arándanos
½ taza de leche de coco
½ pulgada de jengibre fresco picado (opcional)
1 cucharadita rebozada de sirope de arce o miel
Granola (opcional)

Preparación

1. Pele las manzanas, córtelas en cuatro pedazos y descarte el centro. Colóquelas en un sartén con los arándanos, el sirope de arce y la leche de coco.
2. Cocine la mezcla a fuego medio hasta que comience a hervir, reduce el fuego si es necesario. (Agregue más leche de coco o agua si ves que se está quemando o pegando del sartén).
3. Luego pele el jengibre, ráyelo en un plato y añádelo a la sartén.
4. Manténgalo hirviendo durante unos 20 minutos hasta que las manzanas estén suaves y parte del líquido haya sido absorbido.
5. Sirve y cubre con granola (opcional).

Tostada Francesa

Esta es una excelente receta de tostadas francesas sin gluten. Un pan húmedo, ligeramente dulce y sabroso de alto contenido en proteínas de huevo.

PORCIONES	PREPARACIÓN	COCCIÓN
2	5 minutos	5 minutos

4 rebanadas de pan sin gluten
⅓ taza de leche de coco
½ cucharadita de azúcar o miel
½ cucharadita de extracto de vainilla
Aceite de oliva para engrasar
2 huevos
Una pizca de sal

Preparación

1. Combine los huevos, la leche, el azúcar, la sal y la vainilla en un tazón poco profundo y bate hasta que esté completamente mezclado.

2. Remoje las rebanadas en la mezcla de huevo. Deje que ambos lados del pan absorban la mezcla de huevo.

3. Caliente un poco de aceite a fuego medio-alto en una sartén mediana y cocine las rebanadas de pan. Cuando estén doradas, voltee y cocine del otro lado hasta que estén doradas también.

Gachas de Arroz con Arándanos

Esta receta de gachas de arroz con arándanos es deliciosa e ideal para un desayuno saludable.

PORCIONES	PREPARACIÓN	COCCIÓN
6	5 minutos	10 minutos

1 taza de arroz integral (precocido)
1 taza de leche de almendras
½ taza de arándanos frescos o congelados
1 cucharada de sirope de arce, miel o dátiles
2 cucharadas de semillas de chía o de linaza molida
Una pizca de sal

Preparación

1. En una olla pequeña agregue el arroz precocido, la leche de almendras y los demás ingredientes y coloque el fuego a bajo.

2. Deje que hierva a fuego lento durante 5-10 minutos, hasta que todos los ingredientes estén suaves y huela delicioso.

3. Sirve tibio y disfrute.

Tazón de Quinua con Manzanas

Comienza tu mañana con este delicioso, dulce y cálido plato de quinua con manzanas. La quinua toma el lugar de la avena y hace de este un desayuno saludable y muy nutritivo.

PORCIONES	PREPARACIÓN	COCCIÓN
2	10 minutos	15 minutos

½ taza de quinua enjuagada
1 taza de leche de almendras
2 cucharadas de compota de manzana sin azúcar
½ cucharadita de extracto de vainilla
1 manzanas roja mediana, rallada
1 cucharada de sirope de arce (opcional)
Una pizca de sal

Preparación

1. Coloque la quinua, la leche de almendras y la compota de manzana en una olla mediana y deje que hierva.

2. Una vez empiece a hervir, reduce el fuego a bajo y continúe cocinando durante 15 minutos hasta que el líquido se absorba.

3. Agregue la vainilla y la sal y revuelve. Vierte en tazones y cubre la parte superior con la manzana rallada y la cucharada de sirope de arce (si la usa).

Panqueques de Coco y Calabaza

Esta receta ofrece panqueques ligeros y esponjosos que son perfectos para sus mañanas tranquilas de fin de semana.

PORCIONES	PREPARACIÓN	COCCIÓN
6	10 minutos	8 minutos

2 huevos grandes
½ taza de puré de calabaza
⅓ taza de harina de coco
½ taza de leche de coco sin azúcar (ver nota)
1 cucharada de sirope de arce o miel
½ cucharada de extracto de vainilla
½ cucharadita de bicarbonato de sodio
¼ cucharada de sal
Aceite de coco o de oliva para engrasar

Preparación

1. Precaliente una sartén a fuego medio y engrase con aceite de coco o de oliva.
2. En un tazón grande combine los huevos, la leche de coco, la vainilla, el sirope de arce y el puré de calabaza. Mezcle bien para combinar.
3. En un tazón más pequeño combine la harina de coco, el bicarbonato de sodio y la sal. Tamice la mezcla para eliminar los grumos y distribuir los ingredientes a fondo.

4. Vierte lentamente la mezcla de harina sobre la otra mezcla húmeda y mezcle bien (sin sobre mezclar).

5. Coloque ¼ taza de la mezcla en la sartén precalentada para formar un panqueque. Cocine 5 minutos o hasta que los panqueques comiencen a burbujear en el centro. Luego voltee y cocine por 3 minutos del otro lado o hasta que estén ligeramente dorados.

6. Transfiere los panqueques a una rejilla para enfriar o un plato y repite el proceso con el resto de la mezcla.

Nota

• Alternativamente puedes utilizar leche de almendras en vez de leche de coco.

Tazón de Batido Verde con Arándanos

Este es un cremoso tazón tipo batido de banana, espinaca y arándanos, muy parecido en textura al helado cubierto con granola crujiente.

PORCIONES	PREPARACIÓN	COCCIÓN
1	10 minutos	N/A

1 banana congelada
3 tazas de espinacas frescas, lavadas
1 taza de arándanos congelados
½ taza de leche de almendras
1 cucharada de mantequilla de almendras
Sirope de arce o stevia para endulzar al gusto
Granola para cubrir por encima (opcional)

Preparación

1. Combine todos los ingredientes en una batidora de alta velocidad hasta obtener una mezcla espesa y cremosa.
2. Vierte en un tazón grande y cubre la parte superior con granola. Sirve inmediatamente.

Pudín de Chía con Arándanos

Esta es una receta de desayuno perfecta, llena de fibra, ácidos grasos omega-3 y antioxidantes provenientes de la chía y arándanos.

PORCIONES	PREPARACIÓN	COCCIÓN
2 tazas	10 minutos	N/A

6 cucharadas de semillas de chía
2 tazas de leche de coco o de almendras sin azúcar
½ cucharadita de extracto de vainilla
1 cucharada de sirope de arce o miel (opcional)
½ taza de arándanos congelados o frescos

Preparación

1. En un tazón pequeño mezcle la leche, el sirope de arce, la vainilla y las semillas de chía. Si está usando una jarra con tapa, coloque la tapa y agite la mezcla para combinar todo.
2. Vierte la mezcla en vasos, agregando algunos arándanos mientras va vertiendo.
3. Una vez que la mezcla esté bien combinada deje reposar durante 5 minutos, luego agite o bate nuevamente, cubre y pon la mezcla en la nevera durante la noche y deje que se asiente en la nevera.
4. Cuando esté listo para servir divide la mezcla en 2 tazas, cubre el pudín con más arándanos y disfrute.

Tofu Revuelto

Este revuelto de tofu funciona como una excelente alternativa vegetariana a los típicos huevos revueltos. Ideal para disfrutar con rebanadas de pan tostado crujiente.

PORCIONES	PREPARACIÓN	COCCIÓN
2	10 minutos	10 minutos

6 onzas (aprox. 170 g) de tofu firme, escurrido
½ taza de espinaca, picada
3 champiñones, en rodajas
2 cucharaditas de aceite de oliva
1 o 2 cucharadas de levadura nutricional (opcional)
¼ cucharadita de cúrcuma molida
¼ cucharadita de comino molido
½ cucharadita de sal

Preparación

5. En una sartén mediana a fuego medio-alto, caliente 1 cucharadita de aceite de oliva y agregue los champiñones. Espolvorea con ¼ cucharadita de sal y saltea durante 5 minutos, revolviendo ocasionalmente. Transfiere a un plato y reserve.

6. Coloca el tofu en un tazón mediano y tritúralo con un machacador o tenedor (o desmenúzalo con tus manos). Agrega los demás ingredientes la cúrcuma, el comino, la

sal restante y la levadura nutricional (si la usa) y mezcla bien.

7. Calienta una sartén a fuego alto y engrasa con el aceite restante. Agrega el tofu y cocina, revolviendo constantemente, durante unos 3 o 5 minutos, hasta que el agua del tofu se haya evaporado.

8. Agrega las espinacas y los champiñones y cocina, revolviendo constantemente, durante otros 5 minutos o hasta que las espinacas estén marchitadas.

9. Sirve con rebanadas de pan tostado (opcional) y disfrute.

Natilla de Banana con Chía

Esta receta de natilla es sana y deliciosa, y se puede disfrutar en el desayuno o como postre. Las semillas de chía aportan fibra y ácidos grasos esenciales que tu cuerpo necesita.

PORCIONES	PREPARACIÓN	COCCIÓN
4	5 minutos	5 minutos

2 yemas de huevo
1 banana cortada en rodajas
1 lata de leche de coco (13.5 onzas)
1 cucharada de extracto de vainilla
¼ taza de semillas de chía
¼ cucharadita de sal
4-5 dátiles

Preparación

1. Vierte la leche de coco en una sartén y caliente a fuego medio. Coloque las yemas de huevo en un recipiente aparte y cuando la leche de coco se empieza a escaldar, vierte lentamente alrededor de 1 taza de leche caliente en las yemas de huevo mientras mezclas vigorosamente con un batidor.

2. Añade la mezcla de huevo y leche de nuevo a la sartén y caliente a fuego medio durante unos 5 minutos, revolviendo constantemente. (La mezcla debe espesarse ligeramente sin hervir).

3. Vierte el líquido caliente en una licuadora y añade el banano, los dátiles, la vainilla y la sal. Mezcle durante 2-3 minutos con una batidora a alta velocidad para combinar bien. Añade las semillas de chía y pulse para combinar uniformemente. Vierte la mezcla en 4 ramekins o frascos pequeños. Cubre y refrigere durante la noche.
4. Sirve cubriendo con rodajas de banana y nueces tostadas.

Nota

- Para hacer esta receta libre de huevo simplemente omite las yemas de huevo y mezcla todos los ingredientes en la licuadora.

Gofres de Arroz y Banana

Una receta súper fácil de gofres de arroz y banana, libre de gluten y de lácteos. Ideal para un delicioso desayuno de fin de semana.

PORCIONES	PREPARACIÓN	COCCIÓN
3	10 minutos	10 minutos

2 huevos
2 tazas de arroz blanco precocido
1 banana mediana
1 cucharada de aceite de coco
¼ taza de azúcar de coco
½ cucharadita de polvo de hornear
1 cucharadita de extracto de vainilla
1 cucharada de harina de tapioca o de papa
½ taza de leche de almendra o de coco
Una pizca de sal

Preparación

1. Coloque todos los ingredientes en una licuadora menos la leche. Pulse hasta que se mezcle todo, luego reduce la velocidad a lenta y añade la leche.
2. Mezcle hasta que esté suave y espeso. Mantén la mezcla en la licuadora.
3. Precaliente una plancha de gofres y engrásela ligeramente con un poco de aceite en aerosol.

4. Vierte la mezcla sobre la plancha de gofres y cocine durante unos 7-10 minutos por gofres o hasta que estén dorados.

5. Retire y sirve, o deje enfriar para luego envolver en papel de aluminio y colocar en el congelador para más tarde.

Nota

- Estos gofres se almacenan bien en el congelador. Solo debes calentarlos en el horno a 350 grados F. durante un par de minutos.

Panqueques de Batatas

Estos panqueques súper suaves son ideales para un desayuno de fin de semana. La batata agrega una rica cremosidad a los panqueques.

PORCIONES	PREPARACIÓN	COCCIÓN
6 panqueques	10 minutos	20 minutos

2 huevos
⅓ taza de harina de coco
1 cucharada de azúcar de coco
½ cucharadita de sal
1 cucharadita de polvo de hornear
½ taza de puré de batata
½ taza de leche de almendras sin azúcar
1 cucharada de aceite de coco derretido
½ cucharadita de extracto de vainilla

Preparación

1. En un tazón mediano, combine la harina de coco, el azúcar de coco, el polvo de hornear y la sal.
2. En un tazón grande, mezcle la leche de almendras, el aceite de coco, los huevos, la vainilla y el puré de batatas. (Puede usar una licuadora o una licuadora de inmersión).
3. Vierte la mezcla seca en el tazón grande con ingredientes húmedos. Revuelve para combinar. (Si es demasiado

espesa, agregue más leche de almendras).

4. Precaliente una sartén antiadherente a fuego medio y engrase con aceite. Vierte aproximadamente 2-3 cucharadas de la mezcla y cocine durante aproximadamente 3 minutos, voltee y continúe cocinando durante otros 3 minutos del otro lado o hasta que el panqueque esté firme y ligeramente dorado. Continúe con la mezcla restante.

5. Disfrute de inmediato o guarde las sobras en un recipiente de vidrio en la nevera por hasta 1 semana.

6. Sirve y agrega los ingredientes deseados.

Nota

• Las sobras se pueden almacenar en el refrigerador en un recipiente de vidrio por hasta 1 semana.

Batido de Avena y Banana

Este delicioso y cremoso batido de avena y banana es ideal para esas mañanas perezosas o para cuando necesitas un desayuno rápido y saciante.

PORCIONES	PREPARACIÓN	COCCIÓN
1	5 minutos	N/A

1 banana madura
¼ taza de avena instantánea o tradicional
1 taza de leche de almendras sin azúcar
½ cucharada de mantequilla de almendras
1 cucharada de algarroba en polvo (opcional, pero recomendable)

Preparación

1. Coloca la avena en una licuadora y pulsa hasta que esté bien molida. Agrega los demás ingredientes y pulsa durante un minuto o hasta que la mezcla obtenga una consistencia suave y cremosa.

2. Sirve inmediatamente y disfruta.

Gachas de Quinua y Coco

Una papilla cremosa y alta en proteínas. Excelente para cubrir con frutas de temporada.

PORCIONES	PREPARACIÓN	COCCIÓN
2	5 minutos	20 minutos

½ taza de quinua
2 ¼ tazas de leche de coco
1 cucharadita de extracto de vainilla
1 cucharada de sirope de arce
Frutas picadas (banana o mango)
2 cucharadas de hojuelas de coco
2 cucharadas de almendras, rebanadas (opcional)

Preparación

1. Enjuague la quinua y escúrrala. Agréguela a una cacerola mediana con la leche de coco, el sirope de arce y la vainilla. Lleve a hervir.

2. Reduce el fuego a fuego lento durante 15 minutos, hasta que la quinua haya absorbido la mayor parte del líquido.

3. Vierta la papilla de quinua entre dos tazones y agregue un poco de leche para que quede más cremosa.

4. Sirva con las frutas picadas y las hojuelas de coco o las almendras en hojuelas (si las usa). ¡Disfrute!

7

RECETAS DE ALMUERZO Y CENA

Pollo a la Parrilla con Col Rizada

Una receta ligera de pollo a la parrilla acompañado de col rizada salteada. Perfecta para un almuerzo fácil y rápida para cualquier día de la semana.

PORCIONES	PREPARACIÓN	COCCIÓN
2	10 minutos	25 minutos

1 pechuga de pollo grande, deshuesada y sin piel
¼ de libra de patatas pequeñas, cortadas en trozos de ½ pulgada
½ manojo de col rizada, sin tallos y hojas rasgadas
2 cucharadas de aceite de oliva virgen extra
1 cucharadita de orégano molido
Sal, según sea necesario

Preparación

1. Precaliente el horno a 425°F (220 grados C). Mezcle las papas con ½ cucharada de aceite de oliva en una bandeja para hornear con borde. Luego, extienda los trozos de papa en una sola capa y ase por unos 5 minutos.

2. En un tazón grande, mezcle la col rizada con ½ cucharada de aceite de oliva y ¼ de cucharadita de sal. Agregue a la bandeja para hornear junto con las papas y revuelva. Ase por unos 15 a 20 minutos hasta que las papas estén tiernas y la col rizada esté crujiente, revolviendo una vez.

3. Precaliente una parrilla o sartén parrilla a fuego medio y engrase ligeramente con aceite. Corta la pechuga de pollo por la mitad horizontalmente para hacer 4 piezas. Cubre uniformemente con ½ cucharada de aceite de oliva y sazona con orégano y sal. Cocine el pollo durante unos 3-4 minutos hasta que esté bien cocido. Transfiere a un plato.

4. En un tazón grande, mezcle las papas, la col rizada, la ½ cucharada restante de aceite de oliva y sal. Divida los trozos de pollo entre los platos y cubra con los jugos recogidos.

5. Sirve con la ensalada de col rizada y disfrute.

Bacalao Horneado Con Zanahorias

El bacalao suave y escamoso es ideal para cocinar con zanahorias. Esta es una forma muy sabrosa de preparar el bacalao que no podría ser más simple.

PORCIONES	PREPARACIÓN	COCCIÓN
2	10 minutos	15 minutos

2 filetes de bacalao (4 onzas c/u)
2 zanahorias pequeñas, peladas y ralladas
1 cucharadita de romero secado y triturado
2 cucharaditas de aceite de oliva
Sal al gusto

Preparación

1. Precaliente el horno a 450 grados Fahrenheit. Engrase ligeramente un pedazo de papel de hornear moldeado previamente con forma de corazón.
2. Coloque un filete de pescado sobre el papel de hornear. Pon la mitad de la zanahoria rallada sobre el filete de pescado, y espolvoree con sal y romero. Rocíe con el aceite, doble el papel de hornear y selle sus bordes. Prepare otro paquete de la misma manera.
3. Coloque los paquetes en una bandeja de hornear y hornee durante 15 minutos. Luego sirve y disfrute.

Filete de Atún a la Parrilla

Una receta simple y sabrosa de atún a la parrilla para disfrutar en cualquier época del año. Sirve con tu guarnición favorita.

PORCIONES	PREPARACIÓN	COCCIÓN
2	10 minutos	10 minutos

1 filete de atún fresco (5 onzas)
2 cucharadas de aceite de oliva
1 cucharadita de cilantro fresco picado
1 cucharadita de tomillo fresco picado
Sal al gusto

Preparación

1. En un tazón grande combine el aceite, el cilantro, el tomillo y la sal. Añade el filete de atún y cubre abundantemente con el aceite. Cubre y refrigere durante unos 20-30 minutos.
2. Precaliente una sartén parrilla a fuego medio-alto. Engrase ligeramente la sartén.
3. Retire el filete de la marinada y deseche el exceso de marinada. Coloque el filete de atún en la sartén y cocine durante 5 minutos. Voltee y cocine por otros 5 minutos del otro lado.
4. Sirve y disfrute con su guarnición preferida.

Filetes de Pescado Marinados en Yogurt

Esta receta de filetes de pescado al horno con yogurt aparte de ser sabrosa y saludable, es una excelente opción para aquellos que les gusta el yogurt pero siguen una dieta libre de lácteos.

PORCIONES	PREPARACIÓN	COCCIÓN
2	15 minutos	10 minutos

2 filetes de pescado (4 onzas c/u)
1 cucharadita de aceite de oliva
2 cucharadas de yogurt sin lácteos
1 cucharada de tomillo fresco picado
1 cucharada de romero fresco picado
½ cucharadita de comino recién molido
Sal al gusto

Preparación

1. En un tazón grande combine todos los ingredientes, excepto el pescado. Añade los filetes de pescado y cubre generosamente con la mezcla de yogurt. Cubre bien y refrigere durante al menos 30 minutos.
2. Precaliente una sartén parrilla a fuego medio-alto. Engrase ligeramente la sartén.
3. Retire el pescado del marinado de yogurt (asegúrese que el pescado no esté cubierto con exceso de yogurt). Guarde la marinada en el recipiente.

4. Coloque los filetes de pescado en la sartén. Cocine por unos 10 minutos, y voltee después de 5 minutos para cocer por otros 5 minutos del otro lado.

5. Sirve y cubre con una capa de la marinada de yogurt guardada previamente. Disfrute!

Tilapia Almendrada

Esta receta de tilapia almendrada es otra una forma simple y deliciosa de agregar comida de mar a tu menú semanal. Es ligero, saludable y súper fácil.

PORCIONES	PREPARACIÓN	COCCIÓN
2	15 minutos	15 minutos

1 huevo batido
2 filetes de tilapia (6 onzas)
½ taza de harina de almendras
1 cucharadita de romero seco o tomillo, picado
3 cucharadas de queso parmesano sin lácteos (opcional)
1 cucharada de aceite de coco
¼ cucharadita de sal

Preparación

1. En un tazón mediano, combine la harina de almendras, romero, sal y parmesano sin lácteos (si lo usa).
2. Sumerja cada filete en el huevo y luego en la mezcla de harina de almendras. (Asegúrese de que cada filete esté completamente cubierto).
3. Calienta el aceite en una sartén mediana a fuego medio-alto. Agregue los filetes de tilapia y cocine durante aproximadamente 2-3 minutos por lado, o hasta que el pescado se desmenuce fácilmente con un tenedor.
4. Transfiere el pescado a un plato. Sirve y disfrute!

Tiras de Pollo al Horno

*Estas crujientes tiras de pollo al horno son una sabrosa
alternativa a las tiras de pollo frito. Ideal para acompañar con
un poco de puré de patatas.*

PORCIONES	PREPARACIÓN	COCCIÓN
1	10 minutos	20 minutos

1 huevo grande
½ pechuga de pollo deshuesada y sin piel, cortada en seis tiras
¼ taza de pan rallado sin gluten
½ cucharadita de tomillo seco
1 cucharadita de orégano seco
½ cucharadita de sal

Preparación

1. Precaliente el horno a 220 grados C (425 grados F). Engrase una bandeja para hornear con aceite en aerosol antiadherente.
2. En un tazón mediano, combine el pan rallado, el orégano, el tomillo, la sal y mezcla bien.
3. En un recipiente aparte, bate los huevos. Sumerge las tiras de pollo en el huevo y luego en la mezcla de pan rallado, retirando cualquier recubrimiento excesivo.
4. Coloca las tiras de pollo en una sola capa sobre la bandeja para hornear preparada. Hornee durante 15 a 20 minutos hasta que las tiras estén ligeramente doradas, volteando una vez. Sirve con la guarnición de tu elección.

Salteado de Pollo y Verduras

Un sabroso salteado de pollo repleto de verduras y cubierto con una deliciosa salsa hecha con aceite de sésamo, jengibre y aminos de coco.

PORCIONES	PREPARACIÓN	COCCIÓN
2	5 minutos	20 minutos

1 pechuga de pollo deshuesada y sin piel, cortada en trozos

1 ½ tazas de brócoli, cortado en floretes

1 zanahoria mediana, pelada y cortada en julianas

½ calabacín mediano, cortado en rodajas

⅔ taza de champiñones, cortado en rodajas (opcional)

1 cucharada de aceite de oliva o de coco

1 cucharadita de jengibre rallado

3 cucharadas de aminos de coco o Bragg liquid aminos

1 cucharada de aceite de sésamo tostado

1 cucharadita de harina de arrurruz o maicena

Preparación

1. En una sartén antiadherente grande o wok a fuego medio-alto, agregue el aceite de oliva, el jengibre y el pollo, y cocine, revolviendo ocasionalmente, hasta que el pollo esté cocido o ligeramente dorado. Retire el pollo de la sartén y reserve.

2. Agregue las verduras a la sartén y cocine, revolviendo con

frecuencia, hasta que estén tiernas, unos 5-8 minutos.

3. En un tazón pequeño, mezcle los aminoácidos de coco o los aminoácidos líquidos de Bragg, el aceite de sésamo y la harina de arrurruz o la maicena.

4. Agregue el pollo nuevamente a la sartén y vierta la salsa salteada encima. Revuelva bien y cocine a fuego lento, revolviendo ocasionalmente, durante 2 a 3 minutos adicionales. Servir y disfrutar.

Guiso de Pavo

Este es un plato de la vieja escuela súper fácil de hacer y con un sabor delicioso. Disfrute en cualquier época del año.

PORCIONES	PREPARACIÓN	COCCIÓN
2	15 minutos	22 minutos

½ libra de pechuga molida de pavo
1 tallo de apio picado
2 zanahorias, peladas y cortadas en trozos de 1 pulgada
½ taza de caldo de verduras (pág. 134)
¼ cucharadita de cilantro recién molido
½ cucharadita de comino molido
1 cucharadita de aceite de oliva
Sal al gusto

Preparación

1. En una cacerola caliente el aceite a fuego medio. Agregue el apio y saltee durante 4 minutos. Añade el cilantro y el comino, y saltee por un minuto más.
2. Agregue el pavo y cocine, revolviendo durante 6 a 7 minutos. Añade los ingredientes restantes. Aumente el fuego y lleve la cacerola a ebullición.
3. Una vez hirviendo, cubre y cocine a fuego lento por unos 8-10 minutos.
4. Sirve y disfrute!

Pescado al Horno con Tomillo

Una rápida y ligera receta de pescado al horno con tomillo que le da a este plato un acabado distintivo. Sirve con patatas al horno o tu guarnición preferida.

PORCIONES	PREPARACIÓN	COCCIÓN
2	10 minutos	14 minutos

1 cucharadita de aceite de oliva
2 filetes de pescado (4 onzas c/u)
1 cucharada de tomillo seco
Sal al gusto

Preparación

1. En un tazón grande combine el aceite y la sal. Añade los filetes de pescado y cubre generosamente con la mezcla de aceite. Cubre y refrigere durante aproximadamente 20-30 minutos.
2. Precaliente el horno a 450 grados F. Coloque un trozo de papel de hornear en una bandeja de hornear y engrase ligeramente.
3. En un plato poco profundo, coloque el tomillo seco. Retire el pescado de la marinada y cubre uniformemente con el tomillo.
4. Coloque el pescado en la bandeja de hornear preparada y hornee durante 12 a 14 minutos. Sirve y disfrute!

Kebabs de Langostinos a la Parrilla

Estos deliciosos kebabs de langostinos marinados con yogurt son perfectos para un fin de semana de barbacoa con la familia. Sirve con tu guarnición preferida.

PORCIONES	PREPARACIÓN	COCCIÓN
2	15 minutos	6 minutos

½ taza de yogurt sin lácteos
½ cucharadita de jengibre fresco picado
1 cucharada de albahaca fresca picada
½ cucharadita de comino molido
¾ libra de langostinos rayados descascarados
Sal al gusto

Preparación

1. En un plato grande y poco profundo mezcle todos los ingredientes, excepto los langostinos, para hacer el marinado.

2. Ensarte los langostinos en pinchos de madera. Coloque los pinchos en el plato y cubre con la mezcla de marinado. Cubre y refrigere para marinar durante al menos 30 minutos.

3. Precaliente la parrilla a fuego medio-alto. Engrase ligeramente la rejilla de la parrilla. Retire los pinchos de langostinos de la marinada y deseche el exceso de marinado.

4. Coloque los pinchos en la parrilla, cocinando durante 3 minutos de cada lado. Sirve y disfrute.

Pescado con Col Rizada Salteada

La combinación del pescado y la col rizada hace de este un plato muy nutritivo que proporciona una gran variedad de nutrientes.

PORCIONES	PREPARACIÓN	COCCIÓN
2	30 minutos	10 minutos

2 filetes de pescados
¾ libra de col rizada fresca, recortada y rasgada
1 cucharadita de romero fresco picado
3 cucharadas de aceite de oliva
Sal al gusto

Preparación

1. En un tazón grande combine 2 cucharadas de aceite, el romero y la sal. Añade los filetes de pescado y cubre generosamente con la mezcla de aceite. Cubre y refrigere durante unos 20-30 minutos.

2. Precaliente una sartén parrilla a fuego medio-alto. Engrase ligeramente la sartén. Retire el pescado de la marinada y deseche el exceso de la marinada.

3. Coloque los filetes de pescado en la sartén. Cocine durante 5 minutos y voltee para cocer del otro lado por otros 5 minutos.

4. Mientras tanto, en una sartén caliente el aceite restante a fuego medio. Añade la col rizada y espolvoree con una pizca de sal. Saltee durante 4 a 5 minutos y retire del fuego.

5. Sirve el pescado sobre la de col rizada salteada.

Camarones Empanizados Crujientes

Esta receta de camarones empanizados es fácil de hacer e ideal para una cena de fin de semana. Sirve con patatas horneadas o tu guarnición preferida.

PORCIONES	PREPARACIÓN	COCCIÓN
2	10 minutos	4 minutos

2 huevos grandes

2 tazas de camarones crudos medianos, pelados y desvenados, sin colas

1 taza de pan rallado sin gluten

1 cucharadita de tomillo seco

½ cucharadita de semillas de mostaza molida (opcional)

1 cucharadita de sal

Preparación

1. En un tazón pequeño, combine el pan rallado, tomillo, sal y mostaza molida (opcional). Mezcle bien.
2. Bate los huevos en un recipiente aparte.
3. Sumerja cada camarón primero en los huevos batidos y luego en el pan rallado. Elimine cualquier recubrimiento excesivo.
4. Coloque los camarones en una sola capa sobre una bandeja para hornear.
5. Hornee, volteando una vez, hasta que los camarones estén dorados, de 10 a 12 minutos.

Salmón Glaseado

Un rico salmón cubierto con un glaseado dulce, pero a la vez salado, que le da un sabor exquisito al salmón. Sirve con 1 taza de brócoli y/o ½ de arroz blanco.

PORCIONES	PREPARACIÓN	COCCIÓN
2	10 minutos	20 minutos

5 onzas de filete de salmón
3 cucharadas de sirope de arce o de miel
2 cucharadas de Bragg liquid aminos o coconut aminos
1 cucharadita de pasta de miso (opcional)
1 cucharadita de jengibre, rallado

Preparación

1. Precaliente el horno a 400°F.
1. En un tazón pequeño, mezcla el Bragg liquid aminos o coconut aminos, el sirope de arce o de miel, el jengibre y el miso (si lo usas). Reserva unas 2 cucharadas del glaseado.
2. Coloca el salmón en la mezcla y deja marinar durante 10-15 minutos, volteando una vez. Asegúrate de cubrir bien el salmón con el marinado.
3. Coloque el salmón en una bandeja para hornear con borde. Hornee hasta que el salmón esté escamoso, unos 15 minutos.
4. Sirve y disfruta con la guarnición de tu elección.

Pollo a la Parrilla con Espinacas

Esta receta de pollo y espinacas a la parrilla es una buena opción para un almuerzo sencillo. Es baja en grasa y rica en proteínas.

PORCIONES	PREPARACIÓN	COCCIÓN
2	10 minutos	20 minutos

1 cucharada de aceite de oliva
1 pechuga de pollo deshuesadas y sin piel
1 ½ tazas de espinacas frescas cortadas
1 cucharadita de orégano molido
Sal al gusto

Preparación

1. Precaliente la parrilla a fuego medio y engrásela ligeramente con un poco de aceite.
2. Cubre el pollo con la mitad del aceite y espolvoree con sal y orégano. Ase el pollo durante aproximadamente 5 minutos de cada lado. Coloque el pollo en un plato y cubre con papel de aluminio para mantenerlo caliente.
3. Aumente la temperatura de la parrilla a medio-alto. Coloque el papel de aluminio engrasado sobre una superficie lisa y coloque la espinaca en el centro del papel de aluminio. Rocíe con el resto del aceite y espolvoree con sal. Doble el papel de aluminio para sellarlo. Parrille (cocine) la espinaca durante unos 10 minutos.
4. Coloque las espinacas en un plato de servir. Coloque el pollo en la parte superior de la espinaca, sirve y disfrute.

Pavo con Col Rizada

Una exquisita receta de pavo tipo guiso cargado con los nutrientes de la col rizada. Especial para esos días que necesitas algo ligero.

PORCIONES	PREPARACIÓN	COCCIÓN
2	15 minutos	18 minutos

2 tazas de col rizada
1 tallo de apio picado
½ libra de pechuga molida de pavo
½ taza de caldo de verduras (pág. 134)
¼ cucharadita de comino recién molido
1 cucharadita de aceite de oliva
Sal al gusto

Preparación

1. En una cacerola caliente el aceite a fuego medio. Agregue el apio y saltee durante unos 4 minutos.

2. Agregue el pavo y cocine, revolviendo durante 6 a 7 minutos. Agregue las verduras, el caldo y el comino, y reduce el fuego a bajo. Cocine por otros 6 a 7 minutos.

3. Sazone con sal, sirve y disfrute.

Guiso de Pollo con Lentejas Rojas

Este guiso de pollo y lentejas es la comida perfecta para hacer a mediados de semana en una fría noche de invierno.

PORCIONES	PREPARACIÓN	COCCIÓN
2	10 minutos	45 minutos

½ libra de pollo molido
½ taza de lentejas rojas
2 tazas de caldo de pollo (pág. 135)
¼ cucharadita de cilantro molido
1 cucharadita de comino molido
1 ½ cucharadas de aceite de oliva
1 tallo de apio picado
½ cucharada de tomillo seco
Sal al gusto

Preparación

1. En una cacerola caliente el aceite a fuego medio. Añade el apio y saltee durante unos 4 minutos. Añade el cilantro y el comino, y saltee por un minuto más.

2. Añade el pollo y deje cocer, revolviendo durante 6-7 minutos. Añade los ingredientes restantes y lleve al punto de ebullición. Cubre y cocine a fuego lento, durante aproximadamente 30 minutos. Revuelve el plato ocasionalmente. Sirve y disfrute.

Salmón Horneado con Aguacate

Esta receta combina dos alimentos ricos en grasas buenas que son el aguacate y salmón, los cuales aportan ácidos grasos omega-3.

PORCIONES	PREPARACIÓN	COCCIÓN
4	20 minutos	15 minutos

½ aguacate
2 filetes de salmón
¼ taza de mantequilla de almendras
1 cucharadita de miel o jarabe de arce
2 cucharadas de pan rallado sin gluten
2 cucharadas de nueces, finamente picadas
2 cucharaditas de perejil fresco, picado
Sal al gusto

Preparación

3. Precaliente el horno a 400°F (205 grados C).
4. Bate la mantequilla y la miel en un tazón pequeño. Deje a un lado. En otro tazón pequeño, mezcle el pan rallado, las nueces y el perejil.
5. Cepille cada filete de salmón con la mezcla de miel. Luego, espolvorea cada filete de salmón con la mezcla de pan rallado.
6. Triture el aguacate y sazone con sal. Deje a un lado.
7. Hornee el salmón en el horno precalentado durante unos 12-15 minutos.
8. Sirve con la mezcla de aguacate y disfrute.

Pan de Carne de Quinua y Pavo

El ingrediente secreto de este sabroso pan de carne es la quinua, la cual mejora la textura del pan de carne y hace del mismo uno más completo.

PORCIONES	PREPARACIÓN	COCCIÓN
4	15 minutos	1 hora

2 huevos batidos
¼ taza de quinua cruda
1 libra de pavo molido magro
½ cucharadita de comino molido
1 cucharadita de aceite de oliva virgen extra
1 cucharadita de tomillo picado
1 cucharadita de romero picado
¼ cucharadita de orégano molido
1 cucharadita de sal

Preparación

1. Enjuague la quinua durante dos o tres minutos en un colador de metal fino. (Omita este paso si usa quinua previamente enjuagada).
2. Agregue una parte de quinua a aproximadamente dos partes de agua. Lleve a ebullición y luego reduce el fuego a bajo.
3. Cocine tapado durante unos 15-20 minutos hasta que la

quinua esté tierna y el agua haya sido absorbida. Ponga a un lado para enfriar.

4. Precaliente el horno a 350 grados F (175 grados C).
5. Combine la quinua cocida y todos los demás ingredientes en un tazón grande.
6. Engrase un molde para pan con aceite de oliva y agregue la mezcla. Hornee durante aproximadamente 1 hora.
7. Sirve y disfrute!

Scampi de Camarones con Calabacín

Un plato tradicional de scampi de camarones bajo en carbohidratos, hecho con fideos de calabacín.

PORCIONES	PREPARACIÓN	COCCIÓN
4	10 minutos	10 minutos

4 calabacines medianos
1 cucharada de aceite de oliva
1 libra de camarones pelados y desvenados
1 cucharadita de perejil fresco picado
1 cucharadita de sal
¼ taza de caldo de pollo (pág. 135)

Preparación

1. Usando un rallador de queso grueso, deslice el calabacín por el rallador, sacando tiras largas. Rote el calabacín constantemente, ralle de todos los lados, hasta llegar a las semillas en el centro.
2. Caliente el aceite a fuego medio-alto en una sartén grande antiadherente.
3. Agregue los camarones y sazone con la sal y el perejil. Saltee los camarones unos 3 minutos o hasta que empiecen a mostrar un color rosa uniformemente.
4. Vierte el caldo de pollo y deje que el líquido llegue a hervir a fuego lento.
5. Agregue los fideos de calabacín y revuelve hasta que todo esté combinado y los camarones estén cocidos.
6. Sirve y disfrute!

Albóndigas de Pollo al Horno

Estas albóndigas horneadas al horno son rápidas y fáciles de preparar. Sirve con la guarnición de tu elección.

PORCIONES	PREPARACIÓN	COCCIÓN
3	10 minutos	20 minutos

1 huevo batido
1 libra de pollo molido
½ taza de migas de pan sin gluten
1 cucharadita de comino molido
¼ taza de puerro, finamente picado
¼ taza de perejil fresco, picado
½ cucharadita de orégano molido
½ cucharadita de sal

Preparación

1. En un tazón grande, combine todos los ingredientes y forme albóndigas de aprox. 1 ½ pulgada de grosor.
2. Precaliente el horno a 375°F. Engrase ligeramente una bandeja para hornear con aceite en aerosol antiadherente. Deje de lado.
3. Coloque las albóndigas en la bandeja para hornear preparada y hornee durante unos 15-20 minutos o hasta que las albóndigas estén cocidas.
4. Sirve y disfrute!

8

RECETAS DE ENSALADAS Y SOPAS

Ensalada de Manzana y Col Rizada

La ensalada perfecta para guardar en tu nevera y sacar a la hora del almuerzo. Esta ensalada de col rizada con manzanas tiene un sabor dulce y está llena de nutrientes.

PORCIONES	PREPARACIÓN	COCCIÓN
2	15 minutos	8 minutos

1 manzana roja, pelada y picada
3 tazas de col rizada fresca, picada y sin tallos
1 tallo de apio, picado
½ cucharada de sirope de arce
½ cucharada de aceite de oliva
Sal al gusto

Preparación

1. Caliente una sartén con un poco de aceite a fuego medio. Añade la col rizada y apio. Cocine, moviendo de vez en cuando, hasta que col rizada y el apio se hayan suavizado, entre 6-8 minutos. Luego retire y coloque a un lado.

2. En un tazón grande, agregue la manzana, la col rizada y el apio. En otro recipiente, agregue el aceite de oliva, el sirope de arce y la sal. Mezcle hasta que estén bien combinados.

3. Vierte el sirope de arce por encima y mezcle bien. Sirve y disfrute.

Ensalada de Frutas Frescas

Esta ensalada de frutas frescas no solamente sabe bien y es reconfortante, sino también contiene una gran variedad de frutas ricas en antioxidantes.

PORCIONES	PREPARACIÓN	COCCIÓN
2	15 minutos	15 minutos

1 taza de banana, picada
½ taza de papaya fresca, en cubitos
1 taza de melón, en cubitos
1 taza de sandía, pelada, sin semillas y en cubitos
¼ taza de arándanos frescos
1 cucharada de sirope de arce
Una pizca de sal

Preparación

1. En un tazón grande mezcle las frutas y en otro recipiente mezcle el sirope de arce y la sal.

2. Vierte el aderezo de sirope de arce sobre la ensalada y mezcle bien.

3. Cubre y refrigere para que se enfríe completamente antes de servir.

Ensalada con Aderezo de Hierbas

Una deliciosa ensalada de calabaza de verano y calabacín, fácil de preparar e ideal para acompañar con tu plato favorito.

PORCIONES	PREPARACIÓN	COCCIÓN
2	20 minutos	10 minutos

¼ libra de calabacín cortado en rodajas finas
¼ libra de calabaza de verano cortada en rodajas finas
1 cucharadita de perejil fresco picado
1 cucharadita de tomillo fresco picado
1 cucharadita de albahaca fresca picada
1 cucharada de aceite de oliva
Una pizca de sal

Preparación

1. Caliente el aceite de oliva en una sartén grande. Añade la calabaza de verano y el calabacín y un poco de sal a gusto. Sube el fuego a medio-alto y cocine, revolviendo, hasta que la calabaza esté translúcida, unos 10 minutos.

2. En otro recipiente, agregue los ingredientes restantes y mezcle hasta que estén bien combinados. Vierte el aderezo sobre la ensalada y mezcle bien.

3. Sirve y disfrute, o cubre y refrigere durante aproximadamente 3-4 horas.

Ensalada de Pollo y Frutas con Yogurt

Esta ensalada de pollo y frutas picadas añade un toque único para sorprender a tus papilas gustativas. Puedes cubrir con avellanas picadas.

PORCIONES	PREPARACIÓN	COCCIÓN
2	15 minutos	N/A

1 melocotón picado
¼ taza de melón picado
½ taza de yogurt sin lácteos
1 taza de pollo cocido, cortado en trozos pequeños
2 tazas de espinacas frescas al vapor
Una pizca de sal

Preparación

1. En un tazón grande, mezcle todos los ingredientes excepto la espinaca.

2. Sirve la ensalada sobre las hojas de espinaca.

Ensalada de Zanahoria y Manzana

Esta ensalada de zanahoria fácil, refrescante y vibrante es excelente para un día de picnic con amigos.

PORCIONES	PREPARACIÓN	COCCIÓN
2	15 minutos	5 minutos

2 zanahorias pequeñas, cortadas en cerillas
½ manzana roja pelada y cortada en cerillas
½ taza de nueces
2-3 cucharadas de sultanas
2 cucharaditas de aceite de oliva
2 cucharaditas de sirope de arce o miel
Sal a gusto

Preparación

1. Precaliente el horno a 356 grados F. Coloque las nueces en una bandeja para hornear. Hornee durante 5 minutos y luego deje enfriar.

2. Coloque la zanahoria y la manzana en un recipiente. Agregue las nueces y sultanas.

3. Combine el aceite y el sirope de arce en un recipiente. Agregue la sal a gusto. Rocíe sobre la ensalada y mezcle bien para combinar.

Ensalada Waldorf de Zanahoria

La sabrosa combinación de trozos de manzana, pasas, nueces crujientes y zanahorias dulces hacen que esta ensalada sea un gran éxito.

PORCIONES	PREPARACIÓN	COCCIÓN
2	15 minutos	5 minutos

1 taza de manzana roja picada
2 cucharadas de nueces picadas
2 cucharadas de pasas
1 taza de zanahorias, peladas y ralladas
¼ taza de yogur natural no lácteo
¼ de pulgada de jengibre fresco, pelado y picado
1 cucharada de aceite de oliva virgen extra
1 cucharada de jarabe de arce
¼ taza de jugo de zanahoria

Preparación

1. En una sartén antiadherente grande, caliente el aceite a fuego medio-alto. Agregue las zanahorias y cocine, revolviendo continuamente, hasta que se ablanden ligeramente, aproximadamente 3-4 minutos.
2. En un tazón grande, agregue la manzana, zanahorias ralladas, nueces y pasas. Revuelve para combinar.
3. Batir el yogur, el jugo de zanahoria, el jarabe de arce, el jengibre y la sal en un recipiente aparte.
4. Vierta la mezcla de yogur sobre la mezcla de zanahoria y revuelva. Cubra y enfríe al menos 1 hora antes de servir.

Ensalada de Quinua y Col Rizada

Esta ensalada de quinua está llena de antioxidantes y contiene una buena cantidad de proteínas, fibra y vitaminas.

PORCIONES	PREPARACIÓN	COCCIÓN
4	15 minutos	20 minutos

1 ½ tazas de agua
1 taza de quinua cruda enjuagada
2 tazas de col rizada
¼ taza de almendras tostadas, en rodajas
½ aguacate grande, cortado en cubitos
¼ pulgada de jengibre fresco, pelado y picado
½ taza de jugo de zanahoria
1 cucharada de aceite de oliva
1 cucharada de miel
¼ cucharadita de sal

Preparación

1. Vierte el agua en una cacerola y cubre con una tapa. Lleve a ebullición a fuego alto, luego vierte la quinua y cocine a fuego lento hasta que el agua haya sido absorbida, de 15 a 20 minutos. Vierte a un tazón, y coloque en el refrigerador hasta que se enfríe.

2. En un tazón, mezcle el aceite de oliva, jugo de zanahoria, jengibre, miel y sal. Cubre y deje a un lado este aderezo.

3. En un tazón grande, mezcle la quinua cocida, la col rizada, el aguacate y las almendras. Mezcle con el aderezo y sirve a temperatura ambiente o fría.

Ensalada de Pasta

Una simple pero sabrosa receta de ensalada de pasta cubierta con un aderezo cremoso de hierbas.

PORCIONES	PREPARACIÓN	COCCIÓN
2	15 minutos	N/A

Aderezo Cremoso de Hierbas

½ taza de yogur natural sin lácteos
1 cucharadita de ralladura de limón
1 cucharadita de romero fresco picado
1 cucharada de tomillo fresco picado
1 cucharada de perejil fresco picado
¼ cucharadita de sal

Pasta

2 tazas de macarrones sin gluten, cocidos
¼ taza de garbanzos enlatados
¼ taza de aceitunas negras en rodajas
1 taza de espinacas
¼ taza de albahaca fresca picada

Preparación

1. En un tazón pequeño, mezcle todos los ingredientes del aderezo de hierbas hasta que estén bien combinados.
2. En un tazón grande, mezcle los macarrones, las espinacas, los garbanzos, las aceitunas y la albahaca. 2. Mezcle con el aderezo.

Ensalada de Huevo y Aguacate

Una ensalada nutritiva de huevo y aguacate que aporta grasas buenas y proteínas de calidad. Es perfecta para cualquier ocasión.

PORCIONES	PREPARACIÓN	COCCIÓN
4	20 minutos	N/A

3 huevos duros sin cáscara (cocidos)
1 aguacate pelado, picados en cubitos
1 cucharadita de perejil picado
2 cucharadas de puerro picado
1 cucharada de aceite de oliva
Sal al gusto

Preparación

1. Machaque los huevos con un tenedor en un tazón de mezclar.

2. Agregue el aguacate, el aceite de oliva, el perejil y el puerro. Machaque suavemente todos los ingredientes hasta que se mezclen bien.

3. Sazone con sal al gusto. Sirve y disfrute.

Ensalada de Brócoli con Mango y Aguacate

Una receta deliciosa para esos días en que estás súper ocupado y quieres una ensalada saludable en 15 minutos o menos.

PORCIONES	PREPARACIÓN	COCCIÓN
2	15 minutos	N/A

1 mango maduro, en cubos

1 aguacate maduro, en cubos

1 taza de brócoli cocido, cortado en trozos pequeños

¼ taza de almendras tostadas, rebanadas

1 cucharada de aceite de oliva virgen extra

Preparación

4. En un tazón grande, mezcle todos los ingredientes.

5. Rocíe con aceite de oliva y espolvoree con sal.

6. Revuelva suavemente para cubrir bien. Sirve y disfrute!

Sopa de Calabaza Mantequilla Asada

El secreto para el sabor intenso de esta sopa es asar la calabaza hasta que esté totalmente dorada y caramelizada en el horno.

PORCIONES	PREPARACIÓN	COCCIÓN
2	15 minutos	80-90 minutos

½ tallo de apio, picado

1 zanahoria pequeña, pelada y picada

1 calabaza mantequilla pequeña, cortada a la mitad y sin semillas (2 tazas aprox.)

⅓ puerro (solo parte blanca), lavado y rebanado

2 tazas de caldo de verduras (pág. 134)

Una pizca de comino molido

1 cucharadita de aceite de oliva virgen extra

Sal al gusto

Preparación

1. Precaliente el horno a 350 grados F. Cubre una bandeja de hornear con papel de aluminio. Coloque la mitad de la calabaza en la bandeja de hornear. Ase durante unos 45 a 55 minutos. Deseche la pulpa y transfiérela a un recipiente y mantenla a un lado.

2. En una cacerola de sopa, caliente el aceite a fuego medio-bajo. Agregue la zanahoria, el puerro y el apio. Cubre y cocine revolviendo de vez en cuando durante unos 8 a 10

minutos. Añade el comino y cocine revolviendo durante 1 minuto.

3. Añade el caldo y la calabaza y llévelo al punto de ebullición. Reduce el fuego al mínimo, cubre y cocine a fuego lento durante unos 15 a 20 minutos. Retire del fuego y deje enfriar.

4. Añade la sopa en una licuadora y licue hasta que quede suave adquiera la consistencia de un puré. Vuelve a poner la sopa en la sartén y cocine durante 2 a 3 minutos o hasta que esté completamente caliente.

5. Sirve tibia con tostadas sin gluten y disfrute!

Sopa de Pollo y Espinaca

Esta reconfortante sopa está cargada de espinaca y pechuga de pollo. Ideal para una comida ligera a mitad de semana.

PORCIONES	PREPARACIÓN	COCCIÓN
2	15 minutos	40 minutos

1 pechuga de pollo deshuesada y sin piel
2 zanahorias pequeñas peladas y cortadas en rodajas finas
½ cabeza pequeña de apio cortada en rodajas
2 tazas de caldo de pollo (pág. 135)
½ taza de espinaca picada
Sal al gusto

Preparación

1. En una cacerola de sopa grande, agregue el caldo, la pechuga de pollo, las zanahorias y el apio, y lleve a ebullición a fuego alto. Reduce el fuego a medio-bajo. Cocine por unos 30 a 35 minutos.
2. Retire el pollo de la sopa y enfríelo ligeramente. Desmenuce el pollo y vuelve a ponerlo en la cacerola. Añade la espinaca y cocine durante 4 a 5 minutos.
3. Sazone con sal y sirve tibio.

Sopa de Miso con Verduras

Esta sopa de miso con verduras es un cambio agradable de las sopas y guisos ordinarios y un verdadero placer para el paladar.

PORCIONES	PREPARACIÓN	COCCIÓN
4	10 minutos	15 minutos

3 tazas de espinacas
3 onzas de tofu extra firme, cortado en cubos de ¼ de pulgada
1 puerro (solo la parte blanca), picado y lavado
6 tazas de caldo de verduras (pág. 134)
2 cucharadas de pasta de miso
1 cucharada de aceite de oliva

Preparación

1. En una olla antiadherente grande, caliente el aceite de oliva a fuego medio-alto. Agregue el puerro y el tofu y cocine, revolviendo ocasionalmente, hasta que el puerro esté suave, aproximadamente 5 minutos.

2. Agregue 5 tazas de caldo de verduras. Lleve a hervor y baje el fuego a medio.

3. Agrega las espinacas y cocine por 3 minutos.

4. En un tazón pequeño, mezcle la 1 taza de caldo restante y la pasta de miso. Agregue a la sopa caliente y cocine por 30 segundos más, revolviendo.

5. Sirve y disfrute!

Sopa de Lentejas Rojas y Espinacas

Una rica y deliciosa sopa vegetariana llena de espinacas y lentejas rojas. Disfrute en cualquier época del año, pero especialmente en los meses fríos.

PORCIONES	PREPARACIÓN	COCCIÓN
2	15 minutos	20 minutos

½ taza de lentejas rojas enjuagadas
½ manojo grande de espinaca, picada
3 tazas de caldo de verduras (pág. 134)
1 zanahoria pelada y picada
1 cucharadita de tomillo fresco picado
Sal al gusto

Preparación

1. En una sartén grande, agregue el caldo, las lentejas y las verduras y lleve a ebullición a fuego medio-alto.
2. Reduce el fuego a medio-bajo. Cubre y cocine a fuego lento durante aproximadamente 15 a 20 minutos o hasta que las lentejas estén tiernas y la sopa se espese o adquiere la consistencia deseada. Luego agregue el tomillo y la sal.
3. Retire del fuego y deje enfriar. En una licuadora, agregue la sopa y puree por lotes hasta que quede suave.
4. Devuelve la sopa a la sartén y cocine durante 2 a 3 minutos o hasta que esté completamente caliente. Agregue la sal según sea necesario. Sirve y disfrute.

Sopa de Batata y Calabaza

Esta cremosa sopa de batata y calabaza tiene una textura suave y es exquisita. Perfecta para disfrutar con pan tostado sin gluten.

PORCIONES	PREPARACIÓN	COCCIÓN
2	15 minutos	35 minutos

1 tallo de apio picado
4 tazas de caldo de verduras (pág. 134)
2 batatas pequeñas, peladas y picadas
¼ libra de calabaza pelada, sin semillas y picada
1 cucharada de albahaca fresca picada
1 cucharadita de aceite de oliva
Sal al gusto

Preparación

1. En una cacerola de sopa grande, caliente el aceite a fuego medio. Añade el apio y saltee durante unos 2 minutos. Añade el caldo, la patata dulce y la calabaza. Lleve a ebullición y reduce el fuego a bajo. Cocine a fuego lento durante aproximadamente 25 a 30 minutos.

2. Retire del fuego y deje enfriar. En una licuadora agregue la sopa y puree por lotes hasta que quede suave.

3. Devuelve la sopa a la sartén y cocine durante 2 a 3 minutos o hasta que esté completamente caliente. Agregue la sal según sea necesario. Sirve y disfrute.

Sopa de Garbanzos con Perejil

Esta delicada sopa de garbanzo no podría ser más fácil de hacer y es una excelente manera de utilizar los garbanzos. El sabor fresco y vibrante del perejil hace de este plato uno realmente especial.

PORCIONES	PREPARACIÓN	COCCIÓN
2	10 minutos	15 minutos

2 tazas de garbanzos cocidos
1 ramita de perejil fresco
2 tazas de caldo de pollo (pág. 135)
½ cucharadita de aceite de oliva
Una pizca de comino molido
Una pizca de sal

Preparación

1. En una licuadora, agregue la mitad de los garbanzos, el perejil, el comino, la sal y un poco del caldo. Pulse hasta lograr una textura suave o la que desee.

2. En una cacerola de sopa, agregue la mezcla de garbanzos, los garbanzos restantes y el caldo. Cocine por unos 10-15 minutos o hasta que adquiera la consistencia deseada.

3. Rocíe con aceite de oliva y sirve tibio.

Sopa Cremosa de Zanahoria

Esta sopa cremosa de zanahoria es una excelente forma de aprovechar los betacarotenos. Ideal para los meses fríos.

PORCIONES	PREPARACIÓN	COCCIÓN
2	10 minutos	15 minutos

1 cucharadita de aceite de oliva
½ tallo de apio finamente picado
¼ cucharadita de comino recién molido
¼ cucharadita de cilantro recién molido
¼ de cucharadita de tomillo seco triturado
1 taza de zanahorias cortadas en cubitos
1 taza de caldo de verduras (pág. 134)
2 cucharadas de perejil fresco

Preparación

1. En una cacerola de sopa grande, caliente el aceite a fuego medio. Añade el apio y saltee durante 2-3 minutos. Agregue los condimentos y saltee por 1 minuto más.
2. Luego agregue ¾ taza de zanahorias y un poco de agua en una licuadora y pulse hasta que esté suave.
3. Transfiere las zanahorias hechas puré a un sartén. Añade el caldo, sal al gusto y lleve a ebullición a fuego alto. Reduce el fuego a medio-bajo, agregue las zanahorias restantes y luego cocine a fuego lento durante aproximadamente 15 minutos. Agregue el perejil y sirve.

Sopa Cremosa de Brócoli

Esta exquisita crema de sopa de brócoli no requiere de ninguna crema, mantequilla o harina para obtener su textura cremosa.

PORCIONES	PREPARACIÓN	COCCIÓN
2	10 minutos	3 minutos

2 tazas de flores de brócoli, enjuagado
1 patata mediana, pelada y cortada en trozos
½ taza de puerro (solo la parte blanca), lavado y picado
½ taza de leche de almendras sin azúcar
2 tazas de agua o caldo de verduras (pág. 134)
1 cucharadita de aceite de oliva
1 cucharadita de sal

Preparación

1. En una cacerola mediana, calienta el aceite a fuego medio-alto. Agrega el puerro picado y cocina, revolviendo constantemente, hasta que esté suave, aproximadamente unos 5 minutos.

2. Agrega el brócoli, la patata, el agua o el caldo de verduras y la sal y lleva a hervor.

3. Una vez que empiece a hervir, reduce el fuego a medio y cocina durante 15 minutos o hasta que los vegetales estén blandos.

4. Retira del fuego y deja que la sopa se enfríe un poco. Luego, transfiérela a una licuadora y agrega la leche. Licúa hasta que tenga una consistencia suave.

5. Coloca la mezcla en la olla nuevamente, a fuego medio, y cocina durante unos 2 o 3 minutos adicionales o hasta que la sopa se espese un poco.

6. Sirve tibia y acompaña con rebanadas de pan tostado (opcional).

Caldo de Verduras

Este simple caldo de verduras casero es una excelente alternativa a los caldos llenos de ingredientes irritantes que venden en los supermercados.

PORCIONES	PREPARACIÓN	COCCIÓN
6 tazas	15 minutos	1 hora

2 chirivías, lavadas y picadas
7 tallos de apio, picados en trozos grandes
5 zanahorias, lavadas y picadas
½ cucharadita de aceite de oliva
2 cucharaditas de sal
1 manojo de perejil fresco
1 manojo de eneldo fresco
1 hoja de laurel

Preparación

1. Calienta el aceite en una olla grande a fuego medio. Agregue el apio, las zanahorias, las pastinacas y ½ cucharadita de sal, y saltee a hasta que estén ligeramente doradas, unos 10 minutos. Vierta 8 tazas de agua, 1 cucharadita de sal y la hoja de laurel. Lleve a ebullición, cubra parcialmente con una tapa, luego reduzca el fuego a bajo. Cocine por 45 minutos. Agregue el perejil y el eneldo, y cocine por otros 15 minutos.

2. Cuela el caldo a través de un colador fino y sazona con la ½ cucharadita de sal restante. Use el caldo dentro de 5 días, o congélelo en recipientes herméticos por hasta 2 meses.

Caldo de Pollo

Un caldo casero simple rico en sabor a pollo y ligeramente sazonado con hierbas. Utilízalo en tus guisos, sopas y otras recetas que requieran caldo de pollo.

PORCIONES	PREPARACIÓN	COCCIÓN
6 tazas	10 minutos	2-4 horas

3 libras de huesos de pollo carnosos (lomos, cuellos y alas)
5 tallos de apio con hojas, cortadas en trozos
4 zanahorias medianas, peladas y cortadas en trozos
2 ramitas de tomillo fresco
2 ramitas de perejil fresco
1 hoja de laurel
8 tazas de agua

Preparación

1. Coloca todos los ingredientes en una olla o cacerola grande. Encienda el fuego a alto y lleve a hervor.
2. Una vez empiece a hervir, reduce el fuego a bajo. Limpie la espuma del caldo con una cuchara o un colador de malla fina cada cierto tiempo cuando sea necesario. Continúe cocinando a fuego lento, sin cubrir, durante aproximadamente 2-4 horas.
3. Retire del fuego y vierta el caldo a través de un colador de malla fina en un tazón u olla grande. Deseche los huesos y las verduras.
4. Dejar enfriar durante aproximadamente media hora y luego separe en recipientes de almacenamiento. Refrigere el caldo hasta por una semana o congélelo indefinidamente.

9

RECETAS DE GUARNICIONES

Salteado de Calabaza Mantequilla

Las hierbas frescas en este salteado de calabaza mantequilla hacen de esta sencilla guarnición una llena de sabores.

PORCIONES	PREPARACIÓN	COCCIÓN
2	10 minutos	12 minutos

1 cucharadita de aceite de oliva
¾ libra de calabaza mantequilla, cortado en cuadritos de ½ pulgadas de tamaño
1 ½ cucharadas de hierbas frescas (romero, tomillo, orégano)
Una pizca de comino molido
Una pizca de sal

Preparación

1. En una sartén antiadherente, caliente el aceite a fuego medio. Agregue la calabaza y cocine, revolviendo ocasionalmente durante 7-10 minutos.

2. Agregue las hierbas, el comino y la sal y cocine durante 2 minutos más.

Batatas a la Francesa

Estas sabrosas batatas "fritas" al horno son una alternativa saludable a las típicas patatas fritas. Disfruta de ellas como acompañamiento de un plato principal.

PORCIONES	PREPARACIÓN	COCCIÓN
2	10 minutos	20 minutos

1 batata mediana, pelada y cortada en palitos de ¼ de pulgada

1 cucharadita de comino molido

½ cucharadita de sal

1 cucharada de aceite de oliva

Preparación

1. Precaliente el horno a 450°F.
2. En un tazón, mezcle los palitos de batata, el comino, la sal y el aceite de oliva.
3. Extiende en una sola capa sobre una bandeja para hornear. (Asegúrate de que no queden amontonados).
4. Hornee, volteando una vez con una espátula, hasta que los palitos de batata estén dorados y tiernos, aproximadamente 20 minutos.

Puré de Patatas

Una clásica receta de puré de patatas que, aparte de ser sencilla, es bastante fácil de preparar y requiere muy pocos ingredientes para su preparación.

PORCIONES	PREPARACIÓN	COCCIÓN
6 tazas	15 minutos	1 hora

2 patatas medianas rojas o blancas
¼ taza de leche de almendras sin azúcar
2 cucharaditas de aceite de oliva extra virgen
½ cucharadita de sal

Preparación

1. Coloque las papas en una olla grande y cubra con abundante agua. Tape y cocine a fuego alto hasta que las papas estén suaves, aproximadamente 15 minutos.

2. Escurre las papas y devuélvelas a la olla. Agregue la leche, la mantequilla y la sal. Machaque con un machacador de papas o tenedor hasta que esté suave. Pruebe y agregue más sal si es necesario.

3. Sirve y disfrute.

Zanahorias Asadas con Sirope y Jengibre

Una simple pero deliciosa receta de zanahorias asadas que con la adición del jengibre y la sirope de arce le dan a este plato un toque diferente.

PORCIONES	PREPARACIÓN	COCCIÓN
6 tazas	15 minutos	1 hora

4 zanahorias grandes, peladas y cortadas a lo largo en cuartos

2 cucharadas de sirope de arce o miel

1 cucharada de aceite de oliva

1 cucharadita de jengibre fresco rallado

½ cucharadita de sal

Preparación

1. Precaliente el horno a 425°F.
2. Coloque las zanahorias en una sola capa en una bandeja para hornear.
3. En un tazón pequeño, mezcle el aceite de oliva, la miel, el jengibre y la sal.
4. Rocíe sobre las zanahorias, girándolas para cubrirlas.
5. Hornee hasta que las zanahorias estén tiernas, unos 20 minutos.

Pilaf de Quinua

Este rico pilaf de quinua lleno de sabor funciona maravillosamente como guarnición para acompañar tus platos principales.

PORCIONES	PREPARACIÓN	COCCIÓN
2	10 minutos	20 minutos

½ taza de quinua, enjuagada
1 zanahoria, pelada y picada
¼ taza de piñones
1 taza de caldo de verduras (pág. 134)
2 cucharadas de pasas
2 cucharadas de perejil fresco picado
1 cucharada de aceite de oliva
½ cucharadita de sal marina

Preparación

1. En una olla mediana, calienta el aceite a fuego medio-alto. Agregue la zanahoria y cocine, revolviendo ocasionalmente, hasta que comience a dorarse, aproximadamente 5 minutos.

2. Agregue la quinua y el caldo de verduras. Reduzca a fuego lento, tape y cocine hasta que la quinua esté suave, aproximadamente 15 minutos.

3. Agregue los piñones, las pasas, el perejil y la sal justo antes de servir.

Batatas al Horno

La belleza de las batatas es que se pueden cocinar de cualquier manera y seguir siendo absolutamente increíbles. Disfrute de estas batatas al horno con su plato favorito.

PORCIONES	PREPARACIÓN	COCCIÓN
2	10 minutos	22 minutos

1 cucharada de aceite de coco
3 batatas medianas, peladas, cortadas en trozos de ½ pulgada
1 cucharada de perejil fresco picado
Una pizca de nuez moscada, rallada (opcional)
½ cucharadita de azúcar de coco
¼ cucharadita de sal

Preparación

4. Precaliente el horno a 350°F (175 grados C).
5. En una cacerola pequeña, derrita el aceite de coco a fuego lento.
6. En otro tazón grande, mezcle las batatas, el aceite de coco, el azúcar, la sal y la nuez moscada (si la usa).
7. Extienda las batatas en una capa uniforme sobre una bandeja para hornear. Hornee, revolviendo ocasionalmente, hasta que los trozos de batata estén suave, aproximadamente 1 hora.
8. Transfiere a un tazón grande y mezcle con el perejil. Sirve y disfrute!

Patatas Salteadas

Estas sencillas y sabrosas patatas salteadas con hierbas son perfectas para acompañar cualquier plato principal.

PORCIONES	PREPARACIÓN	COCCIÓN
2	10 minutos	15 minutos

3 patatas medianas
1 o 2 cucharadas de perejil fresco, picado
½ cucharadita de romero seco
1 cucharada de aceite de oliva
½ cucharadita de sal

Preparación

1. Pela y corta las patatas en trozos de tamaño mediano. Coloca las patatas en una olla y cúbrelas con agua. Cocina durante unos 15-18 minutos o hasta que estén tiernas, pero aún más firmes (el tiempo de cocción depende del tamaño de las patatas). Escurre bien las patatas.

2. En una sartén antiadherente a fuego medio-alto, agrega el aceite y las patatas y la cocina, revolviendo constantemente, hasta que estén doradas, aproximadamente de 5 a 10 minutos.

3. Una vez que se doren las patatas, agrega la sal, el romero y el perejil y la mezcla bien. Saltea las patatas por unos 30-60 segundos más.

4. Sirve como acompañamiento de tu plato principal.

Arroz con Coco y Cúrcuma

Un fragante y delicioso arroz dorado. Ideal para complementar una gran variedad de platos con sus sabores de coco y cúrcuma.

PORCIONES	PREPARACIÓN	COCCIÓN
4	10 minutos	22 minutos

¾ taza de arroz blanco, enjuagado y escurrido
½ taza de leche de coco enlatada
1 cucharadita de aceite de coco
¾ taza de agua o caldo de pollo o de verduras
½ cucharadita de cúrcuma molida
¼ cucharadita de jengibre fresco, pelado y rallado (opcional)
¾ cucharadita de sal

Preparación

1. Calienta el aceite de coco en una cacerola pequeña, luego agrega el jengibre rallado. Saltea por 2-3 minutos.
2. Agregue el caldo, la leche de coco, la cúrcuma molida, la sal y lleve a hervor.
3. Agregue el arroz, luego reduzca el fuego a bajo y tape.
4. Cocine a fuego lento hasta que el líquido se absorba (aproximadamente 18 minutos). Revuelve con un tenedor y sirve.

Salteado de Col Rizada y Coco

Un sabroso salteado vegetariano hecho con col rizada, hojuelas de coco, arroz blanco y terminado con una salsa de aminos de coco.

PORCIONES	PREPARACIÓN	COCCIÓN
6 tazas	15 minutos	1 hora

2 tazas de arroz blanco cocido
¾ taza de hojuelas de coco sin azúcar
1 taza de zanahorias o coles de Bruselas, en rodajas finas
1 manojo de col rizada, tallos retirados y finamente triturada
2 cucharadas de perejil fresco picado
2 huevos batidos con una pizca de sal
3 cucharadas de aceite de coco
2 cucharaditas de coconut aminos Bragg liquid aminos
¼ cucharadita de sal

Preparación

1. Calienta 1 cucharada de aceite de coco en una sartén wok o antiadherente a fuego medio-alto. Vierta los huevos y cocine, revolviendo ocasionalmente, hasta que los huevos estén revueltos y ligeramente cocidos. Transfiere los huevos a un tazón. Limpie la sartén si es necesario con una toalla de papel.

2. Agregue 1 cucharada de aceite a la sartén y agregue el

perejil, la col rizada y las zanahorias. Cocine hasta que las verduras estén tiernas, revolviendo, durante 30 segundos o más. Sazone con sal. Continúe cocinando hasta que la col rizada se marchite, revolviendo, aproximadamente 2 minutos. Transfiere el contenido de la sartén al tazón de huevos.

3. Agregue el aceite restante a la sartén. Vierta los copos de coco y cocine, revolviendo con frecuencia, hasta que los copos estén ligeramente dorados. Agregue el arroz a la sartén y cocine, revolviendo ocasionalmente, hasta que el arroz esté caliente, aproximadamente 3 minutos.

4. Vierta el contenido del tazón nuevamente en la sartén. Agregue el coconut aminos y revuelva para combinar. Deje de lado.

5. Divide el salteado en cuencos individuales. Decore con hojas de cilantro.

Calabacin con Patatas al Horno

Una guarnición muy fácil y deliciosa que es perfecta como acompañante para las barbacoas de verano.

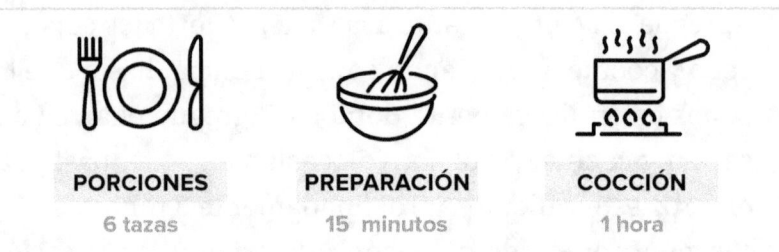

PORCIONES	PREPARACIÓN	COCCIÓN
6 tazas	15 minutos	1 hora

2 patatas medianas, peladas y cortadas en trozos grandes
1 calabacín mediano, cortado en cuartos
¼ taza de pan rallado sin gluten
2 cucharadas de aceite de oliva extra virgen
1 cucharada de perejil fresco, picado
½ cucharadita de orégano molido
Sal al gusto

Preparación

1. Precaliente el horno a 400°F (200 grados C).
2. En una bandeja para hornear, combine las papas, el calabacín, el pan rallado, el perejil y el aceite de oliva. Sazone con sal y orégano.
3. Hornee durante aproximadamente 1 hora, revolviendo ocasionalmente, hasta que las papas estén tiernas y ligeramente doradas. Retire del horno.
4. Sirve y disfrute!

10

RECETAS DE MERIENDAS Y POSTRES

Barritas de Banana y Avena

Una deliciosa y saludable barrita de banana y avena sin los ingredientes artificiales de las barritas comerciales.

PORCIONES	PREPARACIÓN	COCCIÓN
8	15 minutos	15 minutos

2 bananas grandes maduras
1 cucharadita de extracto de vainilla
2 tazas de avena integral sin gluten
¼ taza de dátiles picados y sin semilla
¼ taza de nueces
½ cucharadita de sal

Preparación

1. Caliente el horno a 350 grados F. y engrasa un plato para hornear de vidrio o de porcelana con un poco de aceite.
2. Pele las bananas y aplástelas con un tenedor en un tazón mediano, haciendo un puré bastante líquido.
3. Agregue la vainilla, la avena, la sal, los dátiles y las nueces. Mezcle bien todos los ingredientes.
4. Lleve la mezcla al plato para hornear preparado y distribúyela uniformemente. Hornee durante 30 minutos o hasta que los bordes comiencen a ponerse crujientes.
5. Deje enfriar y luego corte en barritas.

Manzanas y Peras Caramelizadas

La dulzura natural de las peras y manzanas hacen de este postre un verdadero placer.

PORCIONES	PREPARACIÓN	COCCIÓN
2	15 minutos	10 minutos

2 manzanas rojas y cortadas en trozos de ¼ de pulgada
2 peras Bosc o asiática y cortadas en trozos de ¼ de pulgada
1 cucharada de sirope de arce o miel
1 cucharada de aceite de oliva
Una pizca de sal

Preparación

1. En una sartén grande antiadherente caliente el aceite a fuego medio. Añade las manzanas, las peras y el sirope de arce o miel. Cubre y cocine durante 4-5 minutos, revolviendo ocasionalmente.

2. Espolvoree con sal y cocine, revolviendo, durante otros 4-5 minutos. Luego retire del fuego y sirve tibio.

Mantecados de Batata

Estos deliciosos y esponjosos mantecados de batatas son fáciles de hacer, pero aún más fácil de devorar.

PORCIONES	PREPARACIÓN	COCCIÓN
9	10 minutos	12 minutos

¾ taza de puré de batata cocida y machucada
½ taza de leche de almendras sin azúcar
1 ½ taza de harina sin gluten
2 cucharadas de azúcar de caña o de coco
4 cucharadas de aceite de coco
1 cucharada de polvo de hornear
½ cucharadita de sal
Aceite de oliva en aerosol

Preparación

1. Coloque una rejilla en el centro del horno y precaliente a 425 grados F. Engrase una bandeja para hornear con aceite en aerosol. En un tazón pequeño, mezcle la batata y la leche. Coloque a un lado.

2. En un procesador de alimentos coloque la harina, el azúcar, el polvo de hornear y la sal marina y pulse hasta que se mezcle bien.

3. Agregue el aceite de coco y pulse hasta que la mezcla se espese. Luego agregue la mezcla de la batata y pulse un

par de veces para combinar completamente.

4. Espolvoree generosamente un puñado de harina sobre una superficie limpia (tu mostrador de la cocina).

5. Transfiere la mezcla a la superficie cubierta de harina. La masa probablemente estará bastante húmeda, así que utilice la harina en el mostrador para ayudar a que sea más manejable.

6. Amase ligeramente con la palma de tu mano hasta que la mezcla se junte bien. Luego aplane la masa hasta que quede con ½ pulgada de espesor.

7. Corte la masa en forma de galletas usando un cortador de galletas de 2 ½ pulgadas de diámetro. Retire suavemente los restos y corte más mantecados. Coloque los mantecados en la bandeja de hornear preparada y hornee hasta que estén dorados y firmes al tacto, de 12 a 14 minutos.

8. Sirve estos mantecados esponjosos a temperatura ambiente.

Gajos de Aguacate

Estos gajos de aguacate cubiertos con pan rallado sin gluten son increíblemente sabrosos y fáciles de hacer.

PORCIONES	PREPARACIÓN	COCCIÓN
4	15 minutos	15 minutos

1 huevo, ligeramente batido
2 tazas de pan rallado sin gluten
2 aguacates cortados en lonjas
¾ taza de yogurt sin lácteos
1 cucharada de cilantro, finamente picado
1 cucharadita de orégano
Sal al gusto

Preparación

1. Precaliente el horno a 430 grados F. Alinee una bandeja para hornear con papel de hornear.
2. Coloque el huevo en un plato poco profundo. Coloque el pan rallado en un segundo plato poco profundo. Sumerja las lonjas en el huevo y luego sumerja en el pan rallado.
3. Coloque las lonjas la bandeja preparada. Rocíe con aceite de oliva y sazone con sal. Hornea durante 10-12 minutos o hasta que estén doradas y crujientes.
4. Combine el yogurt, el cilantro y el orégano. Sazone con sal.
5. Sirve las lonjas de aguacate inmediatamente con la mezcla de yogurt.

Bolitas de Zanahorias

Estas ricas bolitas energéticas de zanahoria sin gluten son fáciles de hacer e ideales para llevar contigo a donde quiera que vayas.

PORCIONES	PREPARACIÓN	COCCIÓN
4	10 minutos	15 minutos

¾ taza de nueces
2 cucharadas de linaza molida
1 taza de zanahorias, finamente trituradas
2 ⅔ cucharadas de harina de coco
1 clara de huevo
1 cucharada de miel o sirope de arce

Preparación

1. Precaliente el horno a 350 grados F. Triture las zanahorias y las nueces en un procesador de alimentos o licuadora. Coloque en un tazón mediano.

2. Bate la clara de huevo hasta que quede espumosa y luego agregue al tazón.

3. Agregue la miel, la harina de coco y la linaza molida. Mezcle bien hasta que esté completamente combinado. Alinee una bandeja grande para hornear con papel de hornear.

4. Usando tus manos, tome una pequeña cantidad de la mezcla (alrededor de 1 ½ a 2 cucharadas) y condense la mezcla. Luego, ruede suavemente en forma de bola. Hornea las bolas durante 12-15 minutos.

Chips de Patatas al Horno

Una receta sencilla y fácil de hacer de chips de patatas al horno. Ideal para disfrutar con guacamole casero.

PORCIONES	PREPARACIÓN	COCCIÓN
1	30 minutos	15-20 minutos

1 patata mediana
1 cucharada de aceite de oliva extra virgen
½ cucharadita de sal

Preparación

1. Pela la patata y córtala en rodajas finas (⅛ de pulgada de grosor) con una mandolina de cocina o un cuchillo.
2. Remoja las rodajas de patata en agua fría durante unos 20-30 minutos (para remover el exceso de almidón). Luego, enjuaga y seca completamente las rodajas con una toalla de algodón o papel de cocina absorbente.
3. Precalienta el horno a 200 grados C (400 grados F). Engrasa una bandeja para hornear y coloque a un lado.
4. En un tazón mediano, mezcla las rodajas de patata con el aceite de oliva. Luego colócalas en la bandeja para hornear preparada y espolvorea con la sal. (Asegúrate de que estén en una sola capa y no amontonadas).
5. Hornea durante unos 15-20 minutos o hasta que estén crujientes y ligeramente doradas (el tiempo puede variar en función del horno y del grosor de las rodajas). Vigílalas cuidadosamente para evitar que se quemen.
6. Retira del horno y deja enfriar unos minutos. Sirve y disfrute.

Pan de Banana

Este sabroso pan de banana es sumamente fácil de hacer, y lo mejor de todo es que no toma mucha tiempo para su preparación.

PORCIONES	PREPARACIÓN	COCCIÓN
10 rebanadas	10 minutos	60 minutos

¼ taza de leche de coco
3 bananas medianas maduras (1 taza aprox.)
⅓ taza de aceite de coco derretido
2 tazas de harina multiuso sin gluten
1 cucharadita de polvo de hornear
1 cucharadita de bicarbonato de sodio
¼ cucharadita de sal

Preparación

1. Mezcle las bananas, el aceite de coco y la leche en un procesador de alimentos, licuadora o con un batidor manual.
2. Añade el resto de los ingredientes y mezcle hasta que quede suave.
3. Agregue la mezcla a un molde para pan engrasado con aceite de coco y hornee a 350°F. durante 60 minutos. Deje enfriar unos 15 minutos.
4. Afloje los lados del molde para retirar el pan. Coloque el lado superior hacia arriba en una rejilla para enfriar. Deje que enfríe completamente (1 hora aprox.) antes de cortar.
5. Envuelve bien y guarde a temperatura ambiente hasta por 4 días, o refrigere.

Galletas Crackers de Almendra

Estas sabrosas galletas crujientes de harina de almendras son excelentes para picar y llevar contigo a donde quiera que vayas.

PORCIONES	PREPARACIÓN	COCCIÓN
1	10 minutos	15 minutos

1 huevo grande
1 ½ tazas de harina de almendras
1 cucharada de linaza molida
½ cucharadita de sal fina

Preparación

1. Bate el huevo en un tazón grande. Agregue la harina de almendras, la linaza molida y la sal. Mezcle con las manos hasta formar una masa homogénea.

2. Coloque la masa entre dos trozos de papel de hornear y con un rodillo extiéndala hasta que tenga 1⁄16 de pulgada de grosor. Luego retire la pieza superior de papel pergamino.

3. Transfiera el trozo inferior de papel pergamino con la masa enrolada a una bandeja para hornear. Con un cortador de pizza o un cuchillo, corte la masa en cuadrados de 1-½ pulgada y hornee a 350 grados F. durante unos 12-15 minutos, hasta que estén doradas.

4. Retire del horno y deje enfriar durante 5 minutos. Sirve y disfrute. (Las sobras se pueden almacenar en un recipiente hermético en una despensa seca y fresca durante 3 a 5 días.)

Helado de Banana

Un delicioso y saludable helado casero de banana, libre de lácteos y de azúcar refinada. Ideal para disfrutar como postre en los días calurosos de verano.

PORCIONES	PREPARACIÓN	COCCIÓN
1	10 minutos	15 minutos

3 bananas maduras, congeladas y rebanadas
1 o 2 cucharadas de leche de almendras
3-4 dátiles Medjool, sin hueso (opcional, ver nota)
2 cucharadas de algarroba en polvo (opcional)

Preparación

1. En una licuadora o procesador de alimentos, agregue los trozos de bananas congeladas, 1 cucharada de la leche de almendras, los dátiles y la algarroba (si los usa). Mezcle a alta velocidad hasta que la mezcla esté suave y cremosa. (Si es necesario agregue la cucharada de leche restante o más).
2. Sirve de inmediato o congela durante al menos 1 hora (si deseas que el helado tenga una consistencia más firme).

Notas

- Puedes sustituir los dátiles por 2 cucharadas de sirope de arce.
- Puedes también agregar 1 cucharada de mantequilla de almendras o de maní al momento de mezclar todo.

Muffins de Arándanos

Estos deliciosos muffins de arándanos son una alternativa saludable a los muffins tradicionales, ya que no contienen gluten ni lácteos y son bajos en grasa.

PORCIONES	PREPARACIÓN	COCCIÓN
12 muffins	10 minutos	30 minutos

3 tazas de harina multiuso sin gluten
1 taza de arándanos
⅓ taza de puré de manzana sin azúcar
3 cucharadas de aceite de coco (sin olor ni sabor)
1 ½ tazas de leche de almendras sin azúcar
½ taza de azúcar de coco (ver notas)
4 cucharaditas de polvo de hornear
¼ cucharadita de sal

Preparación

1. Precaliente el horno a 400 grados F. Engrase y forre un molde de muffins de 12 unidades con forros para muffins. Deje a un lado.
2. En un tazón grande, agregue todos los ingredientes secos y mezcle bien. Agregue los ingredientes húmedos, excepto los arándanos, y mezcle hasta que estén bien combinados. Agregue en los arándanos y mezcla bien.
3. Distribuya uniformemente la mezcla de muffins entre

los 12 moldes para muffins y hornee durante 25-30 minutos, o hasta que al insertar un palillo en el centro de los muffins salga limpio.

4. Retire del horno y deje enfriar en el molde durante 5 minutos, antes de transferirlo a una rejilla para que se enfríen por completo.

Notas

- Si el azúcar es un problema para ti te recomiendo que lo sustituyas por un endulzante granulado como monk fruit (fruto del monje) o 1 cucharada de stevia en polvo.

- Los muffins se pueden almacenar en un recipiente hermético durante 2 días a temperatura ambiente, sin embargo, es mejor mantenerlos refrigerados (hasta por 5 días).

11

RECETAS DE BATIDOS ANTIINFLAMATORIOS

Batido de Espinaca y Banana

Las espinacas aparte de darle el color verde a este batido antiinflamatorio, aportan una gran cantidad de flavonoides, minerales y vitaminas que tu cuerpo necesita.

PORCIONES	PREPARACIÓN	COCCIÓN
1	5 minutos	N/A

1 banana congelada

2 tazas de espinacas frescas

1 ½ taza de leche de almendra sin azúcar

½ pulgada de jengibre fresco pelado y rebanado

½ pedacito de cúrcuma fresca pelada y rebanada

1 cucharadita de semillas de linaza molidas

Preparación

1. Coloque todos los ingredientes en una licuadora y mezcle durante varios minutos hasta que la mezcla obtenga una consistencia suave.

2. Sirve inmediatamente en un vaso y disfrute.

Batido de Papaya con Mango

Este batido es rico en vitaminas antioxidantes como la A, C y E. La papaya aporta también papaína y quimo papaína, enzimas las cuales ayudan a reducir la inflamación.

PORCIONES	PREPARACIÓN	COCCIÓN
1	10 minutos	N/A

2 tazas de papaya picada
¾ taza de mango fresco o congelado picado
1 taza de leche de almendras sin azúcar
1 cucharadita de jengibre fresco pelado y picado
1 cucharadita de linaza molida
¼ cucharadita de extracto de vainilla (opcional)

Preparación

1. Coloque todos los ingredientes en una licuadora y licúe hasta que la mezcla esté suave y cremosa, durante aproximadamente un minuto.

2. Sirve inmediatamente en un vaso y disfrute.

Batido de Zanahoria con Banana

Las zanahorias aportan una gran cantidad de beta caroteno,
vitaminas y minerales a este batido antiinflamatorio.

PORCIONES	PREPARACIÓN	COCCIÓN
1	20 minutos	N/A

Jugo de Zanahoria
1 tazas de zanahorias picadas
½ taza de agua

Batido
½ taza de jugo de zanahoria
1 banana grande pelada, rebanada y congelada
1 taza de leche de almendras sin azúcar
1 cucharadita de jengibre fresco pelado y picado
¼ cucharadita de cúrcuma molida

Preparación

1. Prepare el jugo de zanahoria añadiendo las zanahorias y agua a una batidora de alta velocidad y mezcle hasta que esté completamente suave. Agregue más agua si tienes problemas para mezclar. Raspe los lados si es necesario.

2. Coloque una toalla fina sobre un tazón y vierte el jugo encima. Luego exprime la toalla hasta que se extraiga todo el líquido.

3. Transfiere el zumo de zanahoria a un frasco con tapa (es mejor consumirlo cuando está fresco).

4. Agregue los ingredientes del batido a la licuadora y mezcle a alta velocidad hasta que la mezcla esté cremosa. Agregue más jugo de zanahoria o leche de almendra si tiene problemas para mezclar. Raspe los lados si es necesario.

5. Sirve en dos vasos y disfrute.

Batido Verde de Bayas

Las bayas son ricas en flavonoides y tienen una potente acción antioxidante, lo que ayuda a reducir el daño provocado por los radicales libres.

PORCIONES	PREPARACIÓN	COCCIÓN
1	5 minutos	N/A

1 taza de bayas congeladas (arándanos, fresas, etc.)
2 tazas de espinaca fresca o congelada
1 cucharada de jengibre fresco pelado y picado
1 banana mediana madura
½ taza de agua de coco o agua alcalina

Preparación

1. Coloque todos los ingredientes en una licuadora y mezcle durante 1 minuto o hasta que estén suaves.

2. Sirve de inmediato o almacene en un recipiente hermético hasta por 1 día.

Batido de Remolacha y Bayas

Las remolachas son ricas en antioxidantes y al combinarse con las bayas potencian el poder antioxidante de este batido antiinflamatorio.

PORCIONES	PREPARACIÓN	COCCIÓN
1	10 minutos	N/A

1 taza de leche de almendras sin azúcar
1 taza de bayas congeladas (arándanos, fresas, etc.)
¼ taza de remolacha roja congelada
1 cucharadita de jengibre fresco pelado y picado
¼ cucharadita de cúrcuma recién rallada
1 cucharada de semillas de chía molidas
2 cucharaditas de miel, agave o sirope de arce

Preparación

1. Coloque todos los ingredientes en una licuadora (si las bayas están pegadas o hay fresas grandes en la mezcla, trate de cortarlas para que sea más fácil mezclar).

2. Mezcle hasta que esté suave, agregando más leche si es necesario. Pruebe y añade más fruta o remolacha a tu gusto.

3. Sirve de inmediato, o guarde en una botella sellada en la nevera durante 24 horas.

Batido de Espinaca con Papaya

En este batido se combinan las espinacas con la papaya para aportar una gran variedad de nutrientes, antioxidantes y enzimas digestivas como la papaína. Una combinación que sin dudas potencia el poder antiinflamatorio de este batido.

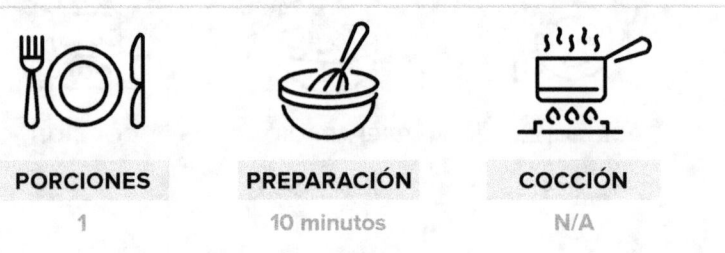

PORCIONES	PREPARACIÓN	COCCIÓN
1	10 minutos	N/A

1 taza de espinacas picadas
½ taza de papaya cortada en cubos
¼ taza de pera pelada cortada en cubos
¼ taza de manzana cortada en cubos
1 cucharadita de jengibre fresco pelado y picado
¼ cucharadita de cúrcuma molida
6 almendras empapadas en agua caliente (para desechar la piel)

Preparación

1. Coloque todos los ingredientes en la licuadora y mezcle durante varios minutos hasta que la mezcla obtenga una consistencia suave.
2. Sirve inmediatamente en un vaso y disfrute.

Nota

- Si tienes problemas al mezclar, agrega un poco de agua.

Batido de Manzanas y Jengibre

Un rico batido antiinflamatorio que combina las manzanas, el jengibre y avena para hacer de este uno más completo y saciante.

PORCIONES	PREPARACIÓN	COCCIÓN
1	5 minutos	N/A

1 taza de leche de almendras

2 manzanas Gala o Golden Delicious, pelada y sin el centro

¼ taza de avena instantánea o de cocción rápida

1 pedazo de jengibre fresco de ½ pulgada, pelado

1 cucharada de semillas de linaza molida

¼ cucharadita de cúrcuma molida

Preparación

1. Agregue todos los ingredientes a una licuadora y mezcle durante varios minutos hasta que la mezcla obtenga una consistencia suave.

2. Sirve inmediatamente en un vaso y disfrute.

Batido de Aguacate con Bayas

Este rico y cremoso batido antiinflamatorio contiene grasas saludables y una buena dosis de antioxidantes y flavonoides provenientes de las bayas y espinaca.

PORCIONES	PREPARACIÓN	COCCIÓN
1	5 minutos	N/A

1 rebanada de aguacate
½ taza de espinaca
1 taza de leche de almendras sin azúcar
1 puñado de bayas congeladas (arándanos, fresas, etc.)
1 cucharada de semillas de linaza o chía molida
1 cucharadita de jengibre fresco pelado y picado

Preparación

1. Agregue todos los ingredientes en una licuadora y licúe hasta que mezcla adquiere una consistencia suave.

2. Sirve en un vaso y tome inmediatamente.

Batido Verde de Manzana

Los ingredientes de este batido verde aportan una amplia variedad de nutrientes (vitaminas K, C y A, omega-3, antioxidantes y fibra).

PORCIONES	PREPARACIÓN	COCCIÓN
1	10 minutos	N/A

½ taza de espinaca o col rizada
2 manzanas picadas
1 taza de leche de almendras sin azúcar
¼ de cucharadita de jengibre fresco pelado y picado
1 cucharada de semillas de chía molidas
1 banana congelada

Preparación

1. Agregue todos los ingredientes a una licuadora y mezcle hasta que la mezcla esté suave.

2. Sirve en un vaso y tome inmediatamente.

Batido de Melón Cantalupo

El melón cantalupo es una excelente fuente de antioxidantes como las vitaminas A y C, y de otros nutrientes como potasio, folato, cobre, vitaminas B, vitamina K, magnesio y fibra.

PORCIONES	PREPARACIÓN	COCCIÓN
1	10 minutos	N/A

1 taza de melón cantalupo picado
½ pera Bosc o asiática, sin el centro
1 cucharadita de jengibre fresco pelado y picado
1 cucharada de semillas de linaza o chía molida
1 taza de leche de almendras
1 cucharadita de miel o de sirope de arce

Preparación

1. Coloque todos los ingredientes en una licuadora y mezcle hasta que la mezcla esté suave.

2. Sirve inmediatamente en un vaso y disfrute.

12

PLAN DE ACCIÓN

Hemos llegado a la parte final de este libro, donde hablaremos acerca de lo que debes hacer para empezar a tratar tu gastritis.

Lo primero que debes hacer es eliminar de tu dieta todos los alimentos que puedan empeorar tu estómago. En el cuarto capítulo (pág. 33) se encuentran la mayoría de los alimentos que debes evitar y aquellos que debes incluir en tu dieta. También se encuentran algunas recomendaciones generales que debes empezar a seguir como parte del plan de tratamiento para la gastritis. Algunas de esas recomendaciones que pueden ser de mucha ayuda es el uso del fármaco sucralfato y disminuir el consumo de proteína animal temporalmente.

El consumo de alimentos muy ricos en proteínas (principalmente de origen animal) estimula mucho la producción de ácido estomacal y activa la enzima proteolítica llamada pepsina, la cual puede irritar e inflamar aún más la mucosa gástrica.

Por eso, es recomendable disminuir el consumo de proteína animal y como sustituto utilizar un suplemento de proteína en polvo de origen vegetal como podría ser la proteína de cáñamo o de guisantes. La proteína de cañamo es fácil de digerir ya que se compone principalmente de proteínas globulares (33% de albúmina y 66% edestina). Las proteínas globulares son solubles en agua (a diferencia de las proteínas fibrosas que no lo son) por lo que son absorbidas más fácilmente por el sistema digestivo.

Por otro lado, el sucralfato, que es un agente citoprotector, protege la mucosa gástrica reaccionando con el ácido clorhídrico del estómago para formar una especie de pasta adherente sobre la mucosa gástrica. Esto ayuda a impedir que el ácido estomacal y la pepsina regresen a la célula y causen daño sobre el tejido gástrico. El sucralfato también estimula la producción de agentes gastroprotectores como la prostaglandina E2 y el moco protector. Es recomendable que consultes con un médico para la prescripción de este fármaco.

Adicionalmente a esto, puedes introducir remedios como la sábila, agua de nopal o infusión de manzanilla y el uso de suplementos como L-glutamina, zinc carnosine, DGL (regaliz desglicirrizado), probióticos, slippery elm (este lo puedes añadir a tus batidos), entre otros.

Otra cosa que es sumamente importante es reducir tus niveles de estrés y de ansiedad. El estrés causa un exceso de producción de adrenalina y actividad simpática. Cuando el estrés es frecuente el organismo produce más de una hormona llamada cortisol. Cuando la situación de estrés persiste por mucho tiempo el organismo pierde la capacidad de producir cortisol y cae en fatiga extrema.

La parte del sistema nervioso que dirige los recursos del organismo para los procesos mentales y la reparación, mantenimiento, digestión y reposo, se llama sistema parasimpático, el cual es activado por el neurotransmisor conocido acetilcolina.

Sin importar cuál sea el origen del estrés, cuando este se hace crónico causa un exceso de actividad del sistema nervioso simpático, un exceso de producción de cortisol y una deficiencia de la actividad del sistema nervioso parasimpático. Todo esto puede resultar en disfunciones, enfermedades, déficit de atención, fatiga y pérdida de memoria, entre otros.

Pongamos un ejemplo, el ácido estomacal es importante para garantizar una buena digestión, eliminar microbios que ingerimos con los alimentos, convertir el pepsinógeno en pepsina, entre otras funciones. Su secreción resulta de la actividad del sistema nervioso parasimpático. Sin embargo, si estás estresado todo el tiempo la actividad parasimpática disminuye, lo que también hace que disminuya la producción de ácido estomacal y que aparezcan problemas digestivos como la gastritis, reflujo, indigestión, mala absorción, colon irritable, desórdenes inmunes e inflamatorios. Por eso, es recomendable que disminuyas tus niveles de estrés y de ansiedad, ya que hacer eso es tan importante como seguir la dieta adecuada o eliminar todos los malos hábitos. Si omites este paso estarás haciendo más difícil la recuperación de tu estómago.

Ahora que sabes lo que puedes hacer para empezar a tratar tu gastritis, quiero compartir contigo el siguiente plan de comidas, el cual ha sido diseñado para aquellos que prefieren seguir un plan de comidas semanal sin tener que preocuparse, todos los días, sobre cuál será su próxima comida. Sin embargo, no es obligatorio que sigas este plan de comidas. También puede personalizarlo a tu manera o usarlo como inspiración para crear tu propio plan de comidas semanal.

Plan de Comidas de 7 Días

LUNES	
Desayuno	Gachas de Avena (pág. 58)
Media mañana	Batido de Arándanos con Almendras (pág. 61)
Almuerzo	Salteado de Pollo y Verduras (pág. 96)
Merienda	1 Rebanada de Pan Tostado Sin Gluten con ⅓ taza de Aguacate Machacado
Cena	Sopa de Calabaza Mantequilla Asada (pág. 124)

MARTES	
Desayuno	Huevos Revueltos con Espinacas (pág. 59)
Media mañana	1 Rebanada de Pan Tostado Sin Gluten con ½ cucharada de Mantequilla de Almendras
Almuerzo	Albóndigas de Pollo al Horno (pág. 111)
Merienda	Batido de Papaya con Mango (pág. 165)
Cena	Salteado de Pollo y Verduras (pág. 96)

MIÉRCOLES	
Desayuno	Gachas de Avena (pág. 58)
Media mañana	Batido de Melón Cantalupo (pág. 174)
Almuerzo	Sopa de Batata y Calabaza con Tostadas Sin Gluten (pág. 129)
Merienda	1 o 2 tazas de frutas frescas picadas (papaya, sandía, melón)
Cena	Albóndigas de Pollo al Horno (pág. 111)

JUEVES	
Desayuno	Huevos Revueltos con Espinacas (pág. 59)
Media mañana	1 Rebanada de Pan Tostado Sin Gluten con ½ cucharada de Mantequilla de Almendras
Almuerzo	Bacalao Horneado con Zanahorias (pág. 190)
Merienda	Batido de Arándanos con Almendras (pág. 206)
Cena	Sopa Cremosa de Brócoli con Tostadas Sin Gluten (pág. 178)

VIERNES	
Desayuno	Batido de Avena y Banana (pág. 160)
Media mañana	1 o 2 tazas de frutas frescas picadas (papaya, sandía, melón)
Almuerzo	Pollo a la Parrilla con Col Rizada (pág. 90)
Merienda	Batido de Papaya con Mango (pág. 165)
Cena	Bacalao Horneado con Zanahorias (pág. 190)

SÁBADO	
Desayuno	Tazón de Batido Verde con Arándanos (pág. 74)
Media mañana	1 Rebanada de Pan Tostado Sin Gluten con ⅓ taza de Aguacate Machacado
Almuerzo	Salmón Glaseado (pág. 103)
Merienda	Barrita de Banana y Avena (pág. 150)
Cena	Tiras de Pollo al Horno (pág. 95)

DOMINGO	
Desayuno	Panqueques de Avena y Banana (pág. 66)
Media mañana	1 o 2 tazas de frutas frescas picadas (papaya, sandía, melón)
Almuerzo	Filete de Atún a la Parrilla (pág. 91)
Merienda	Helado de Banana (pág. 159)
Cena	Sopa de Miso con Verduras (pág. 127)

Lista de Compra

Aves de Corral y Huevos

- 3 pechugas de pollo deshuesadas y sin piel
- 1 libra de pollo molido
- 8 huevos

Pescados

- 2 filetes de bacalao (4 onzas)
- 1 filete de salmón (5 onzas)
- 1 filete de atún fresco (5 onzas)

Vegetales

- ¼ libra de patatas pequeñas
- 1 patata mediana
- ¼ libra de calabaza
- 2 batatas pequeñas
- 4 zanahorias pequeñas
- 8 tazas de espinacas frescas
- 1 calabaza mantequilla pequeña
- 1 calabacín mediano
- ¾ libra de brócoli 2 tallos de apio
- 2 puerros
- 1 manojo de col rizada
- 1 manojo de cilantro fresco
- 1 manojo de perejil fresco
- 1 manojo de albahaca fresca
- 1 paquete pequeño de tomillo fresco
- 1 pieza de jengibre fresco

Frutas

- 11 bananas
- 1 pera Bosc o asiática
- 1 mango mediano maduro
- 1 melón cantalupo pequeño

- 1 papaya mediana
- 1 aguacate
- 16 onzas de arándanos congelados (2 tazas aprox.)
- 2 libras de frutas frescas: papaya, sandía, melón cantalupo

Hierbas Secas y Especias

- 1 paquete pequeño de romero seco
- 1 paquete pequeño de tomillo seco
- 1 paquete pequeño de orégano molido
- 1 paquete pequeño de orégano seco
- 1 paquete pequeño de comino molido

Pan y Granos

- 1 paquete pequeño de rallado sin gluten
- 1 paquete (12 onzas) de avena sin gluten
- 1 paquete de tostadas sin gluten

Semillas y Frutos secos

- 1 paquete pequeño de almendras
- 1 paquete pequeño de nueces
- 1 paquete de semillas de chía
- 1 paquete de semillas de linaza

- 1 paquete de semillas de linaza molida

Condimentos

- 1 botella de aceite de oliva extra virgen
- 1 botella pequeña de aceite de sésamo tostado
- 1 botella pequeña de aminos de coco o Bragg liquid aminos
- 1 botella (8 onzas) de sirope de arce o miel
- 1 botella (4 onzas) de extracto puro de vainilla
- 1 paquete pequeño de pasta miso
- 1 botella de aceite de oliva en aerosol

Otros

- 1 bloque de tofu extra firme
- 1 litro de leche de almendras
- 2 libros de leche de almendras sin azúzar
- 1 jarra (8 onzas) de mantequilla de almendras
- 1 paquete pequeño de dátiles
- 1 paquete pequeño de algarroba en polvo
- 1 paquete pequeño de harina de arruruz o maicena
- 1 envase de polvo de hornear

Preparación de Comidas

Si no tienes mucho tiempo para cocinar diariamente, o si simplemente no quieres estar todo el día en la cocina, te recomiendo que sigas los siguientes consejos para preparar las comidas que se encuentran en el planificador de comidas.

- La mayoría de las recetas de desayuno que se encuentran en el planificador de comidas son fáciles de hacer y no te tomarán mucho tiempo para su preparación. Sin embargo, si lo deseas, puedes preparar algunas de estas recetas la noche anterior y almacenarlas en recipientes adecuados (como recipientes de vidrio o de plásticos libres BPA). Algunas de estas recetas son el batido de avena y banana, el tazón de batido verde con arándanos y las gachas de avena (las sobras de las gachas de avena se pueden guardar en un recipiente hermético para el día que tengas que volver a comerlas).

- Los almuerzos y las cenas se pueden preparar la noche anterior y ser guardados en recipientes herméticos para calentar al otro día o para llevarlas contigo al trabajo o donde quiera que vayas. Alternativamente, puedes sacar dos o tres días a la semana para cocinar tus comidas del almuerzo y cena y guardarlas en recipientes adecuados por hasta 3 días. Las sobras de algunas comidas que se encuentran en el planificador de comidas (por ejemplo, el salteado de pollo y verduras, albóndigas de pollo, entre otros.) se deben guardar adecuadamente para comer el día que indique en el plan de comidas.

- La mayoría de las meriendas también son fáciles de hacer y no te tomarán mucho tiempo para su preparación. Sin embargo, si no tienes tiempo para prepararlas, ya sea por el trabajo o porque te mantienes fuera de casa la mayor parte del tiempo, mi recomendación es que prepares algunas de estas con anticipación. Por ejemplo, los batidos pueden ser preparados antes de salir de casa y guardados en una botella térmica para llevar contigo a donde quiera que vayas. Las tostadas con mantequilla de almendras o aguacate machacado las puedes guardar en bolsas resellables. Y las frutas frescas picadas también puedes guardarlas en un recipiente hermético.

ACERCA DEL AUTOR

Luis Capellán es un investigador voraz de problemas digestivos, con una amplia experiencia y conocimiento sobre la gastritis y el reflujo biliar. En el año 2013, fue diagnosticado con gastritis crónica, reflujo ácido y biliar—problemas digestivos los cuales tuvo que padecer durante varios años hasta que decidió poner su salud en sus manos y hacer las cosas por su cuenta.

Pasó más de 5 años de su vida investigando y buscando una solución para su gastritis crónica y reflujo biliar, lo que se tradujo en miles de horas de lectura de estudios e investigaciones médicas y científicas, de artículos sobre la gastritis en blogs y sitios web, así como de leer decenas de historias de curación en diferentes grupos y foros de salud. De esta profunda investigación resultó una nueva comprensión de lo que él tenía que hacer, cómo y en qué orden, para así poder sanar su estómago y problemas digestivos.

Ahora, a través de su grupo de Facebook (*Curando la Gastritis*) y mediante sus libros sobre la gastritis, ayuda a otras personas que están pasando por la misma situación por la que él un día pasó, para que también puedan librarse de la gastritis y recuperar su salud.

Para contactar al autor, puedes comunicarse con él a través de su correo electrónico: contact@lgcapellan.com o encontrarlo en su grupo de Facebook "CURANDO LA GASTRITIS".

OTROS LIBROS DE LUIS QUE TE PUEDEN INTERESAR:

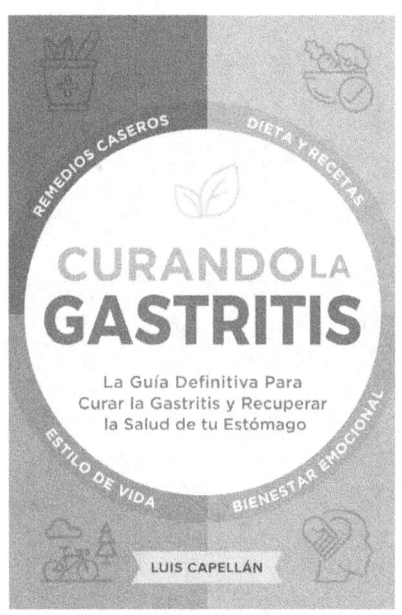

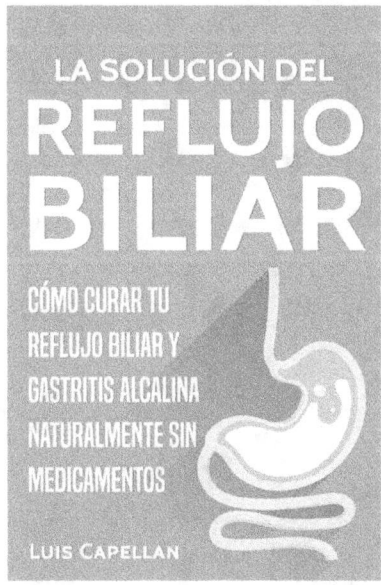